台湾合记图书出版社引进版图书

急诊PGY教学 核心案例分析

JIZHEN PGY JIAOXUE
HEXIN ANLI FENXI

黄建华　主编
黄振文　审

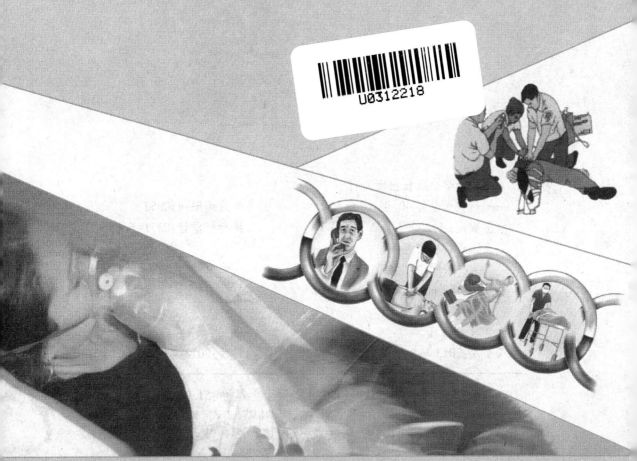

郑州大学出版社
郑州

图书在版编目(CIP)数据

急诊 PGY 教学核心案例分析/黄建华主编. —郑州:郑州
大学出版社,2013.9
ISBN 978-7-5645-1350-4

Ⅰ.①急…　Ⅱ.①黄…②黄…　Ⅲ.①急诊—病案—分析
Ⅳ.①R459.7

中国版本图书馆 CIP 数据核字(2013)第 003734 号

郑州大学出版社出版发行
郑州市大学路 40 号　　　　　　　　邮政编码:450052
出版人:王　锋　　　　　　　　　　发行部电话:0371-66966070
全国新华书店经销
河南省诚和印制有限公司印制
开本:787 mm×1 092 mm　1/16
印张:17
字数:295 千字
版次:2013 年 9 月第 1 版　　　　　　印次:2013 年 9 月第 1 次印刷

书号:ISBN 978-7-5645-1350-4　　　　定价:51.00 元
本书如有印装质量问题,请向本社调换
经台湾合记图书出版社授权郑州大学出版社有限公司在中国大陆独家出版发行中文简体字版本

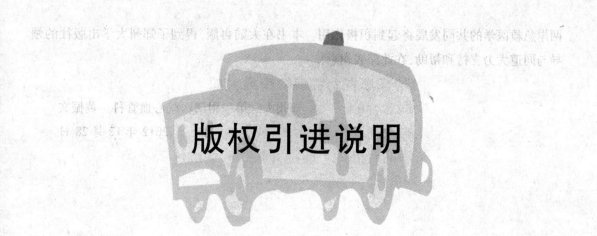

版权引进说明

"急诊"顾名思义就是紧急救治和抢救，是紧急情况下的治疗。它的存在保证了我们在突发疾病、意外伤害时，能在最快时间内得到专业、科学的救治。

有幸拜读台湾合记出版社出版的《急诊 PGY 教学核心案例分析》一书，受益匪浅。该书内容翔实，知识全面，理论结合实践，具有极高的临床实用价值。本书名也可以理解为"急诊医学训练实践（PGY）教学核心案例分析"。该书主要介绍了台湾地区"急诊医学"情况，重点是如何进行"急诊医务人员"的实践培训，是一部较好和实用的著作。在撰写方面，以教学形式结合临床背景，进行分析讨论，深入浅出，具有巨大的吸引力和感召力，深深感到本书的实用性和必备性。作为临床内科医师、内科急诊医师、临床实习医师、医学本科生和研究生，均可从中受到启发，学到许多知识，更加丰富我们在急诊抢救方面的基础理论知识和临床实践技能。

本书充分反映了近年台湾医学的发展和进步，台湾医务人员的敬业和务实。从本书可以看出：台湾急救医学设备之优良，急症抢救技术之先进，急救网络和规章制度之健全，急诊医疗水平之高超。台湾急诊医务人员严谨、科学、求实的态度，一丝不苟的工作作风，团结合作的团队精神，是台湾急救医学事业发展的基础。本书是大陆和台湾医学交流的窗口、互相学习的平台。期望两岸医学工作者互相交流，为实现振兴中华急救医学而共同努力。

受郑州大学出版社杨秦予副总编委托，本人对该书进行了阅读和审慎，有少量的修订，主要是对原书中一些与国内用法不同的词语进行了修改和替换，个别不易弄懂和易产生误解处进行了删减或补充。特别是全书中的英文部分，基本上已经改为中文叙述。对原著中某些词意、语句理解和如实表达其愿意能力自感不足，也唯恐再版时有错误改动之处，恳请读者随时给予批评指正。

本书是一本难得的急救图书，在大陆再版具有极高的临床实用价值。审读者认真审读，既尊重原著中原汁原味的真实内涵，又适合大陆专业表达的方式，使得本书以精练的语言，将台湾医学的精华呈献给大陆，便于大陆医务工作者理解和借鉴。相信该书的出版对推动两岸急救医学的共同发展将起到积极作用。本书在大陆再版,得到了郑州大学出版社的领导与同道大力支持和帮助,在此深表谢意!

郑州大学第一附属医院心血管科　黄振文

2012 年 12 月 28 日

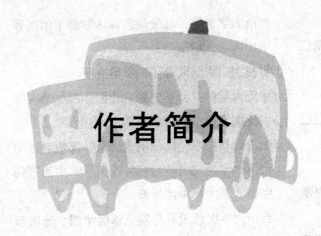

作者简介

黄建华　台湾大学医学院医学系

台湾大学医学院临床医学研究所博士

台湾大学医院急诊医学部主治医师

台湾大学医学院助理教授

台湾急救加护医学会秘书长

前台湾大学医院云林分院急诊医学部主任

柯昭颖　台湾大学医学院医学系

台湾大学预防医学研究所硕士

台湾大学医院云林分院急诊医学部主任

台湾大学医学院助理教授

江文莒　中山医学大学院医学系

台湾大学预防医学研究所硕士

台湾大学医院急诊医学部主治医师

台湾大学医学院助理教授

蔡旼珊　台湾大学医学院医学系

台湾大学医院急诊医学部主治医师

台湾大学医学院讲师

王晖智　台湾大学医学院医学系

台湾大学医院急诊医学部主治医师

台湾大学医学院讲师

张适恒　台湾大学医学院医学系

台湾大学医院急诊医学部主治医师

郑铭泰　中山医学大学医学系

台湾大学医院云林分院急诊医学部主治医师

陈甫仁　中山医学大学医学系

台湾大学医学院分子医学研究所

台湾大学医院云林分院急诊医学部主治医师

刘立仁　台湾大学医学院医学系

台湾大学医院金山分院急诊医学部主治医师

台湾大学医院云林分院急诊医学部主治医师

林克潢　中国医药大学中医学系

台湾大学医院云林分院急诊医学部主治医师

陈朝涌　台湾大学医学院医学系

台湾大学医院云林分院急诊医学部主治医师

谢正骏　台湾大学医学院医学系

台湾大学医院云林分院急诊医学部主治医师

张振昌　台湾大学医学院医学系

台湾大学医院云林分院急诊医学部主治医师

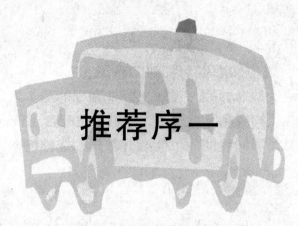

推荐序一

  一位优秀医师的养成有很大的部分依赖于不断的学习与经验的累积。鉴于医学知识的大量增长,医学也逐渐走向精细分科的时代。精细分科固然有学有专精的好处,然而却也容易使得新一代的医师,对于一般医学以及全人照护流于生疏。有感于此,卫生署及医策会在住院医师的医学教育提倡住院医师一般医学教育训练计划(PGY curriculum),希望刚踏出医学院的年轻医师们能够借由此训练计划学习 ACGME 所提倡的六大行医核心能力,包括病人照护、医疗知识技能、人际沟通技巧、专业伦理素养、医疗体系、行医导向的学习改进等作为一位济世救人之医师所必须具备的能力。

  在一般医学教育训练中,急诊医学为相当重要的一环。许多病人可能面临的紧急情况都在急诊医学的范畴里。黄建华医师在担任台大医院云林分院急诊医学部主任的任内,带领部内同仁合力编写这一本关于急诊医学的一般医学教育训练教材。引用许多临床病例,内容丰富,解说深入浅出,对于初入临床医学的年轻医师而言,是一本生动而且实用的训练手册。也期望这一本书能够帮助住院医师学习急诊常见疾病评估及紧急处理的知识与技能,进而认识并了解紧急医疗救护系统、医院间转送、医院灾难应变系统、灾难医疗、大量伤员应变,等等,与社会息息相关的医疗业务。更希望年轻医师能铭记在心,在面对病人时能以全人医疗的角度提供诊疗与协助。

台湾大学医院副院长
前台湾大学医院云林分院院长
台湾大学医学院教授

黄世杰 医师

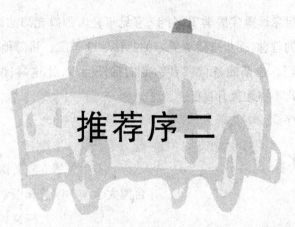

推荐序二

急诊医学是一门重要而且精彩的学科！试想：在有时间的压力及急迫环境下，医师必须面对变化万端的各种急诊病人，尽快做出正确的诊断和及时的治疗，因此精湛的医术及广博的医学知识是急诊医学的必备基石。病况的突然发生、快速演变，让病人、家属及医师间需要以迅速有效的方式沟通，减少误会，并加快医疗决策流程，因此良好的 EQ 也是急诊医师的必要要件。

急诊病人的问题通常较复杂且极可能危及性命，要成功救护病人，仅凭急诊医师单打独斗是不可能的。急诊需要以坚强的团队应战，有优良的医师、护理师、医检师、药师、社工师等，才能提供病人良好救护。尤其许多复杂的病况，非急诊部门独力所能承担，急诊医师还需要跨部门支持，重大创伤需外伤团队，心脏重症需心脏科医师，进行肾透析需肾脏科医师，重病伤员需加护病房团队……因此跨部门行政协调能力也是急诊医师的必要能力。急诊部门是医院对外的重要窗口。社会许多重大医疗事件，都是以急诊为寻求医疗资源的途径。因此紧急医疗救护系统、灾难医学、急重症转诊，也是急诊医师的必修课题；其表现良窳，更直接代表医院的质量与形象。

医学教育的重要性在于培养下一代优秀的医师！急诊医学的重要性和复杂性已如前述。急诊的情境在从事任何医疗专科的医师生涯中皆可能上演，因此在住院医师的一般医学训练中，如何有效地让年轻医师具有清晰的急诊概念是重要议题。黄建华医师等人，都受过严格急诊医学训练而且是台湾急诊医学界的精英。他们在《急诊 PGY 实务：案例操作与分析》一书中，简洁有力的以 23 个篇章，包括紧急医疗救护系统、重症转诊、重大急诊问题处理、创伤处置、小儿急诊、灾难与大量伤员、医学社会学等，精彩描绘这些重要问题的简约面貌。本书可读性甚高，将其深入研读学习后，即可略窥急诊医学深奥，抓住急诊医学精髓。我个人郑重向大家推荐这本好教材！

个人从事急诊重症医学20余年,喜见年轻医师以充沛的活力、强大的冲劲及创新的理念,逐步搭建更美好的急诊医学圣殿! 祈盼他们,"青出于蓝,尤甚于蓝"。也期盼各位读者给他们批评指教,让这群优秀急诊医师们,深自惕厉,不停地提升自己。

　　谨为之序。

卫生署署立新竹医院院长

台湾大学医学院急诊医学科教授

陈文钟　谨识

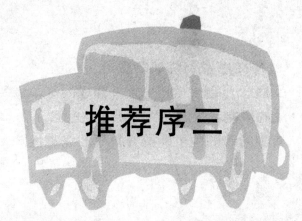

推荐序三

　　推广一般医学训练一直是近年来医学教育的重点，从开始三个月到现在半年的毕业后一般医学训练（PGY），医策会拟在 2011 年实施一年期的 PGY 训练，而从今年起已在多家医院试办急诊医学科和家庭医学科住院医师的一年期 PGY 训练，为了配合一年期的 PGY 训练，教材的准备也是非常重要的配套之一。

　　黄建华助理教授为台大医院急诊医学部主治医师，去年到台大医院云林分院担任急诊医学部主任，并负责急诊医学部 PGY 的教育工作，将云林分院 PGY 教学案例内容整理成册，作为急诊 PGY 教材，其内容涵盖到院前紧急医疗救护系统、重症医学、灾难与大量伤员、创伤处置与医学社会学，等等，均为急诊常见案例，对于 PGY 的学习有非常大的帮助，因此，本人乐于为之撰序。

　　相信本书的出版，不但对急诊科住院医师，更是对非急诊科住院医师的学习都会有相当多的帮助，使他们在急诊训练这一个月会非常扎实，同时也让更多急诊患者获益。

台湾大学医院急诊医学部主任

台湾大学医学院急诊医学科教授

陈石池

推荐序四

急诊医学在临床医疗领域是一个挑战性的工作，无论从医疗团队或患者的角度，皆期望能得到确实而准确的诊断，但急诊医疗服务是以救急救重为原则，因此检伤分类是一个非常重要的工作。所谓的检伤分类，系指在急诊的医疗服务并非以先到先看为原则，而是以救急救重为原则，而此一概念必须经过不断的推广让社会大众认知，进而达成医病双赢的局面。台湾大学医院云林分院在云林地区服务5年多以来，不断将此概念倡导给地方民众，目前已逐渐得到民众的肯定。

除此之外，急诊医学的另一挑战就是疾病种类的多样性，因此在急诊医学的领域中，如何快速地正确诊断及治疗，一直是急诊医师工作上极富挑战的部分。台湾大学医学院黄建华助理教授奉派到台湾大学医院云林分院担任急诊医学部主任，在忙碌的行政及临床工作之余，他与部内几位年轻的医师共同编撰了毕业后一般医学训练急诊医学的教案，其内容涵盖许多急诊医学领域的案例，其分享的案例包括急诊医学领域中很多重要的急病，这些疾病与概念都可以给年轻医师们很好的学习渠道与学习平台，我们可从这些案例的分享看到整个团队花费许多时间用心的撰写，我想这样一个努力相当值得肯定。

我本人因为行政管理的关系，在云林分院担任一般医学训练计划主持人，在云林分院，我们的三大领域，包括小区医学、精神医学及急诊医学，都受到毕业后一般医学训练学员们，也就是第一年的住院医师们高度肯定。因为医疗环境的特殊，云林分院与小区的结合相当密切，因此在小区医学的领域，这些学员们可以知道如何走入小区与小区互动、小区的卫生教育及小区的需求等相关知识；在精神医学的领域，云林分院也非常特殊，因为我们除了在医疗机构提供医疗服务之外，我们的医疗团队也走出医院到病人的家中访视，这样亦可让学员们看到巡回精神医疗的辛苦与价值；在急诊医学领域更是有许多学习机会，例如外伤、农药中毒及家暴的病人，等等，这些在台北总院比较少见，因此透过临床案例的分享，让学员们可以快速具备应有的基础知识，再透过临床服务来学习以增进每个学员的技能。

教学必须要付出，感谢黄建华主任及其所带领台湾大学医院云林分院急诊部同仁们的付出，用心编撰每个个案，完成了这本手册。通过医疗团队们的付出与分享，我相信年轻一代的医师会从中积累很多经验，透过这些学习的过程，每一个经历过急诊医学的医师，可以精进自己的临床技能，即便在未来的临床医学生涯中，这个影响力仍是存在的。最后我还是要再次感谢急诊医疗团队医师们的用心，相信在每个人的生命历程中，都会留下一个甜美的印记。

台湾大学医院内科加护病房主任

前台湾大学医院云林分院副院长

台湾大学医学院内科教授

黄瑞仁　谨识

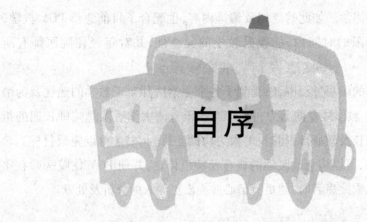

自序

　　相对于其他各个专科而言,急诊医学可谓是一个新的医学范畴,许多的观念与实务也不断在更新与进步。急诊医疗是救治及照护急重症患者的第一线医疗,也由于此特性,急诊医学为一横向发展的医学,其涵盖面不亚于其他单一学科,因此在临床医疗上的运作与执行的观点,也有其独特之处。

　　个人在奉派至台湾大学医院云林分院担任急诊医学部主任的期间,在黄院长及副院长们的指导及协助下,更体会到虽在不同的地域环境中,急诊医学的发展对提供急重症患者的服务及稳定医院医疗整体性的重要。在担任实际执行急诊 PGY 教学负责人的过程中,常常思考如何使受训学员在短短一个月的学程中,能了解第一线处理急重症患者的观念及实务,并有所收获。

　　学习照护的运用及授课,固然提供了学习的基本方面,然而繁忙的急诊工作及患者快速且多变的病情,也影响学习的深度及完整性。在急诊实务学习后,学员针对个案病例相关的阅读,及进入第一线面对患者前,对相关案例的预习应有事半功倍之效。纵观现今的医学书籍,针对此急诊 PGY 学程及案例学习的书籍非常之少,因此体会到教材的编纂为现今提升急诊 PGY 教学的重点工作。

　　在云林分院服务的过程中,随着医院的发展成长与患者的集中,发现急诊的患者呈现各种不同的主诉表现,涵盖了轻重不等的各个方面,其广度及复杂度也不亚于医学中心。一起工作的各个主治医师,在尽心诊治急重症患者之外,也都认真规划相关急诊 PGY 教材,以提供教学更好的素材,并传承宝贵的经验。有鉴于此,取得各主治医师的共识及首肯,将平日对急诊 PGY 学员最富有学习意义的案例及内容化为文字,编写成书。

　　本书呈现了急诊医学从患者到院前的救护、重要及常见的内科、儿科疾病、外伤处置的原则及概念介绍、灾难、野外医学的基本实务及日益重要的医学社会法律学。如此的规划及编排内容,也配合了目前急诊 PGY 教学,希望在此有限的时间内,能提升教学的完整性,并对年轻住院医师有所裨益。

在此书的编写过程中,感受到了各个主治医师对于教学的热忱及为踏入急诊 PGY 教学殿堂的努力付出。有赖于台湾大学医院总院师长们的指导及分院院长及教研部副院长的大力协助支持,此书才得以完成付梓。希望通过此书,可以将急诊医学的概念及特色传达,并使 PGY 住院医师在第一线面对急重症患者时,能更有信心并提出更深入的分析及处置。

台湾急救加护医学会秘书长
台湾大学医学院急诊医学科临床助理教授
前台湾大学医院云林分院急诊医学部主任
台湾大学医院急诊医学部主治医师
黄建华 谨识

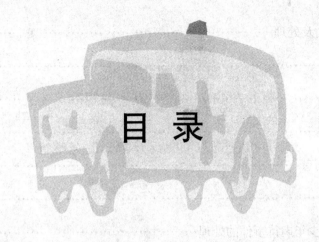

目 录

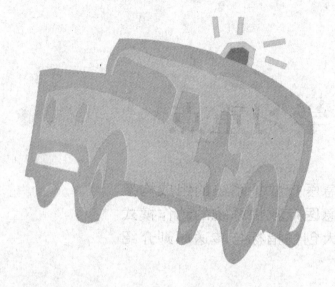

1 紧急医疗救护系统

学习重点

★紧急医疗救护系统的组成构架

★紧急医疗救护系统的动作模式

★重大创伤指标与转送原则介绍

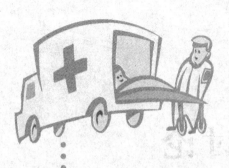

情境案例

一位中年酒醉驾驶在弯道失控直接冲撞路旁电线杆。轿车车头全毁,安全气囊已弹开。消防局派遣中心在接到路人119报案后,判断患者伤势严重,即通知辖区基础救护队前往,并请求临近的高级救护队支持。10 min后两组紧急救护技术员同时到达现场,发现患者卧在方向盘上,身体被夹在变形车体与驾驶座间。车子还未熄火,不时冒出浓烟与零星火花。

患者的身份及既往病史皆不详,身上及呕吐物有浓浓酒味。初步量得血压:90/60 mmHg(12.0/8.0 kPa),脉搏:110 次/min,意识呈现深度昏迷,给予疼痛刺激亦无反应。

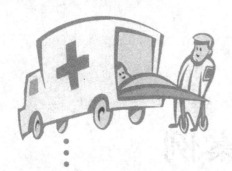

案例讨论

问 题 一

求救电话 119 是打到什么地方？紧急医疗救护系统（EMSS）的组成要素与运作环节有哪些？基础救护队与高级救护队提供的服务有何不同？

讨 论

每个人都不想发生意外。但是，当紧急伤病发生时，一如紧急医疗救护的先驱、美国马里兰州创伤暨休克中心的创办人柯利医师（Dr. R Adam Cowley）所说："你只有一小时的黄金时间可争取存活。"因为重大创伤或猝死意外的处理，就像和死神进行 400 m 接力赛跑，而到院前紧急救护体系就是第一棒的跑者。如果前面落后太多或者发生严重的失误，那么即使最后一棒是飞毛腿，也只能无计可施。

1966 年，美国国家科学院发表了"意外死亡与失能：一个被现代社会忽略的疾病"白皮书，书上说同样严重的外伤患者，在战场上存活的机会远比在美国大街上还高，因为战场上有更好的紧急救护。自此，世界上许多先进国家开始投入更多的资源与人力发展紧急医疗救护系统（emergency medical service system；EMSS），建立民众紧急伤病的第一道防线。

一个完整的 EMSS 运作应该涵盖教育训练、系统运作、质量改进等方面。1973 年美国公共法（public law）规定完整的 EMSS 应由 15 个要素组成，欲建置

或改善一个区域的 EMSS 亦可由这些组成要素入手,包括:

1. 人力
2. 通信
3. 运输
4. 医疗单位
5. 医疗的可近性(就医的便利性)
6. 患者转送
7. 转诊医疗
8. 加护单位
9. 公共安全机构
10. 消费者参与
11. 救护纪录保存
12. 公众教育
13. 系统评估
14. 灾难应变
15. 互助协定

现代许多专家学者认为,应加入第 16 个要素"实证研究"。

良好的 EMSS 的运作包括下列环节:第一反应者(first responder)、系统启动(system booting)、现场救护、现场控制、救护车运送照护、重症运输、责任医院或特殊重症医院〔如能给予最合适治疗(appropriate treatment)的创伤中心或心血管中心〕、个案回顾与评估、再教育与救护质量改进,等等。其间关联可参见图 1.1。

紧急医疗救护员(emergency medical technician;EMT)依其可执行救护内容的不同可分为初级 EMT-1、中级 EMT-2 及高级 EMT-P(paramedic)救护员。在我国,各层级的训练标准及时数在《紧急医疗救护法》中有明确规定。一般来说,EMT-1 及 EMT-2 可执行的救护多为非侵袭性的治疗,如人工呼吸、给氧、伤口止血包扎固定、建立静脉路径、心肺复苏术、去颤电击等基础救命术(basic life support;BLS)。EMT-P 在经过完整训练及卫生署甄试后,除了初级及中级救护项目外,也可以在现场提供高级救命术(advanced life support;ALS)例如气管内管放置、静脉药物注射或在在线医疗指导同意下进行体外心脏起搏等。至 2007 年年底,台湾共有 9 251 名 EMT 在政府消防单位服务。其中 EMTP 有 310 位,多数集中在都会地区。

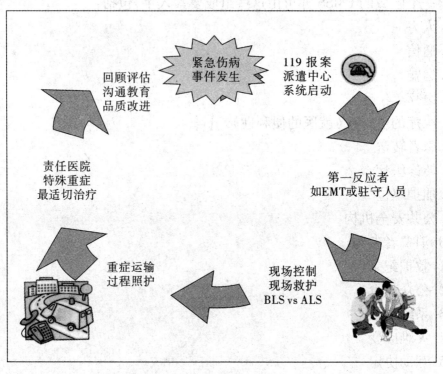

图 1.1　完整 EMSS 运作环节

　　以本案为例,路人报案打 119 电话会接到该县市消防局的派遣中心 (dispatch center)。台湾多数县市都有集中派遣中心,但仍有部分地区是采分布式派遣(报案电话直通消防队)。派遣员会依据听取状况的轻重缓急及既定原则决定派出的救护员层级及数量,并通知区域负责的救护分队。以台北地区为例,不同的研究结果显示约有 9% ~ 16% 的患者病情上需要到院前高级救护。区域中若无高级救护队编制,则皆派遣基础救护队前往处理。

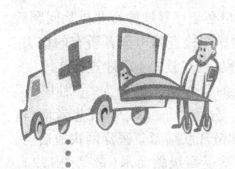

案例讨论

这位患者到院前急救处置应该如何进行？对其他重伤患者而言，到院前救护处理有何遵循的原则？

讨 论

到院前救护处置与医院内一般医护人员治疗患者最大的不同点，在于所处环境相当复杂及可应用资源极其有限。以本案例而言，在开始治疗患者之前，须先确定现场安全（关闭油路电路等），然后在治疗同时进行脱困（变形车体）。治疗的原则仍是遵循外伤处置的"初级评估"（primary survey）与"次级评估"（secondary survey）的步骤。

初级评估的目的是寻找及排除可能立即致死的伤害与维持生命征象，其项目包括 A-airway：呼吸道的维持与颈椎固定。B-breathing：呼吸与通气处置。C-circulation：检查循环与加压止血。D-disability：简要神经学检查，包括意识程度。E-exposure：完整的患者暴露与伤势检查。

现场 EMT 的处置方面，须立刻维持良好的颈椎固定与患者气道通畅，并且迅速为患者戴上颈圈。然后利用短背板或 KED（kendrick extrication device）固定患者进行脱困后，将其固定于长背板上。接着检查患者是否有足够的换气，必要时给予辅助通气，并排除张力性或开放性气胸。检查脉搏与末梢循环，同时对明显的外伤出血处予以加压止血。初级评估的项目必须反复地检查并排除问题后才进入次级评估。次级评估是经由从头到脚的详细检查找出患者所有的伤害。为了缩短事故发生到最适切治疗的时间,次级评估可在救护车上才进行。

对于严重伤患者而言,紧急医疗救护系统的运作模式可分为"心脏模式"(cardiac model)与"创伤模式"(trauma model)。分述如下:对于猝死患者而言,其存活率取决于生命之链是否能紧密结合,此四链环联结紧急医疗网快速启动、尽早心肺复苏术、尽早进行去颤电击以及尽早接受高级救命术(参见图1.2)。新的循证医学尚建议加上第五环:尽早低温治疗。所以 EMSS 的"心脏模式"强调"稳定再运送"(stable transported),因为猝死患者的生命链大部分可以在现场完成。

对重大创伤患者而言,其存活率取决于事发后 1 h 的黄金时间内必须送到有能力医治的医院进行手术,不应在现场或因转院而延误,故 EMSS 的"创伤模式"强调"尽快送医"(hospital as soon as possible),在进行必要的呼吸道处置、通气及加压止血后,就迅速运送到能提供最适切治疗的医院。

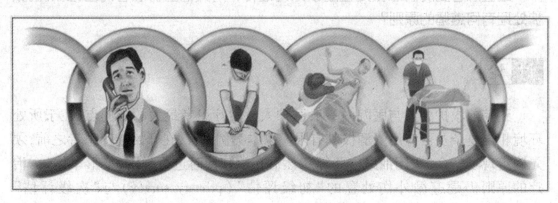

图 1.2　成人猝死患者的生命链

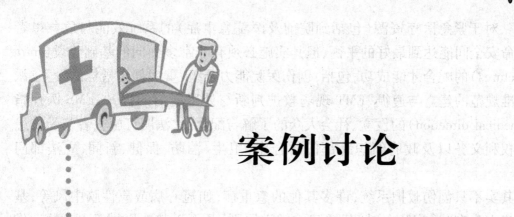

案例讨论

问题三

救护车应该将这位患者送到 8 min 可到达的最近的地区医院或是送到 30 min车程的创伤中心,为什么?

讨论

这位患者的生命征象、意识状态及受伤机制都符合重大创伤指标(major trauma index)(参见表1.1)。对于救护技术员来说,最大的挑战莫过于护送这样的危急个案,因为他的生命征象可能随时出现变化,需要高度的警觉、熟练的评估技巧以及娴熟的急救技术。因此,基于压力与能力的考虑,例如患者血压已经量不到或救护员并未获授权放置气管内管等状况,距离现场最近的责任医院往往成了运送的目的地。

然而,由于重大创伤患者的存活机会往往只有 1 h 的黄金时间,再度转院有可能会延误重要手术的施行。故在 EMSS 有所谓"转送原则"(transfer principle),意即在事故现场,若 EMT 评估患者符合重大创伤指标,最好能跳过最近的医院,直接将患者送往较远的创伤中心,以避免二度转送耽搁黄金时间;而一般轻伤患者即使在创伤中心附近,也应该送往较远的地区医院处理,以免创伤中心被过多的重症患者瘫痪其作业能力。

目前在台湾紧急医疗救护的环境中没有标准答案。理想上若能落实"转送原则",对于紧急医疗资源(包括到院前及医院急重症)的系统效能与危急患者的生命安全间能达到最好的平衡,但其实施必须有非常多面向的基础建设(infra-structures)的配合才能成功,包括:创伤医院能力分级、重大创伤指标的设立、派遣标准规范的建立与遵循、EMT现场救护判断与处置能力的提升、EMS医疗指导(medical direction)的设立、社会大众的了解与配合、立法明订施救者与受伤患者的权利义务以及政府组织跨部门的合作(卫生、消防、保健、新闻、立法部门等)。

其实不只创伤救护系统,许多其他的急重症,如冠心病或急性脑中风等,基于疾病本身有"治疗黄金时间"要建立转送原则,乃至于整个区域EMSS的运作成功,都根植于上述基础建设的成功。

EMSS不只是人民遭遇紧急伤病的第一道防线,也是国家进步的象征。但愿在不久的将来,台湾的紧急医疗救护系统能经由基础建设的成功而获得全面地提升,成为遍及台湾境内小区中每个人民都能享有的健康权利。

表1.1　台北市重大创伤指标

区别	创伤指标
请优先送往最近的创伤中心	·意识不清(GCS<14 or<P/VAPU)
	·呼吸大于29下或小于10下
	·收缩压小于90 mmHg(11.2 kPa)或摸不到桡动脉
	·多于两处近端长骨骨折
	·肢体瘫痪
	·手腕或足踝以上截肢性外伤
	·头经躯干的穿透伤
	·在脸部、呼吸道或外生殖器的烧烫伤,或其他二度烧烫伤大于15%者
	·坠落高度相当于二层楼以上
请指挥中心或线上医疗指导协助认定是否需送往最近的创伤中心	·高能量撞击证据,例如安全气囊弹开、被弹出车外或同车乘客死亡
	·患者本身因素,如小于5岁、大于55岁、有心肺宿疾、怀孕或出血倾向

参 考 资 料

[1] G. PATRICK LILJA. Emergency medical system[M]//JUDITH TINTTNALLI, GABOR KELEN, J. STAPCZYNSKI, et al. Emergency medical manual. 6rd ed. Ohio: MC Graw-hill professional, 2003.

[2] ALEXANDER E. KUEHL, MD, MDH. Prehospital systems and medical oversight [M]. 3rd ed. USA: Mosby, 2002.

[3] CHIANG W C, KO PCWANG H C, YANG C W, et al. Ems in TaiWan: past, present and future[J]. Rususcitation, 2009, 80(1): 9-13.

[4] 马惠明. 双轨制到院前高级救护[M]//陈文钟, 方震中, 王秀伯, 等. 急诊119 案例精选集. 1版. 台北: Kingdom Publications Ltd, 2002.

关 键 字

●中文　紧急医疗救护系统、救护技术员、生命之链、重大创伤指标、转送原则。

●英文　EMSS(emergency medical service system), EMT(emergency medical technician), chain-of-survival, major trauma index, transfer principle.

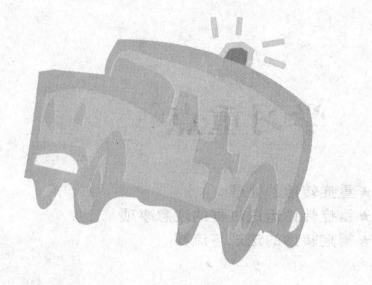

2　重症转诊

学习重点

★ 重症转诊的处理
★ 重症转诊运送过程的注意事项
★ 重症转诊的法规与流程

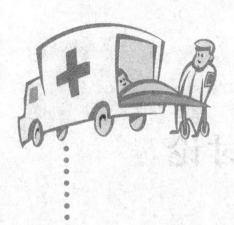

情境案例

你 在急诊值班,紧急医疗网送来一位失控冲撞电线杆的中年男性驾驶员。据救护员表示,轿车车头全毁,患者姓名、身份、既往病史皆不详、身上及呕吐物有浓浓酒味。现场量得血压为 90/60 mmHg(11.2/8.0 kPa),脉搏 110 次/min,意识呈现深度昏迷,给予疼痛刺激亦无反应,并在右小腿处有开放性骨折。

患者被送达急诊时,生命征象:血压 80/40 mmHg(10.6/5.3 kPa),脉搏 120 次/min,呼吸 18 次/min。物理检查发现患者双侧瞳孔等大、光反射正常、脸部无明显外伤、GCS(昏迷指数):E2M4V2、呼吸音及心音正常,腹部肌肉似有压痛僵硬、背部无明显外伤、骨盆无不稳定之现象。右小腿开放性骨折已经伤口冲洗、加压及固定,目前暂无再出血。

你帮患者打上两条大口径的静脉导管,给予 2 L 快速输液急救后,血压仍只有 96/50 mmHg(12.8/6.7 kPa),脉搏为 110 次/min。床边超声波检查显示有疑似腹腔内出血、无胸腔积液及心包腔积液。计算机断层(CT)检查发现患者有硬脑膜下出血、肝脏撕裂并腹腔内出血。

鉴于目前本院的加护病房满床,你想要让患者转到最近的创伤中心(甲医院)治疗,也联络好了甲医院预留加护病房。但是刚来的家属却说有熟识的医师在较远的乙医院,希望转乙医院治疗。你经电话询问后,乙医院的回复却是"目前加护病房没有空床"。

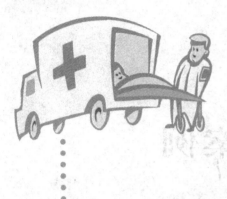

案例讨论

欲讨论患者运送（patient transport）的安全问题时，可把"患者运送"分成哪几种？像这位重症患者在转院前，应做的处理有哪些？

讨 论

患者运送的过程，可以依运送起点的不同分为"初步运送"（preciminary transport）与"二度运送"（BIS transport）。前者指的是自伤病发生的现场运送患者到医院，大部分是由到院前紧急医疗救护（EMS）所提供；后者指的是患者已在医院中接受初步诊治，必须移动至其他场所或医院的过程。二度运送又可分为"院内运送"（intra-hospital transport），如从加护病房移至 CT 室；以及"院际运送"（court border transport），即一般所谓的"转院"或"转诊"。另外，根据患者病情的严重程度，又可将"院际运送"分为"一般运送"及"重症运送"（severe transport）。所谓重症运送，指的是患者在整个运送前后都需要持续的监视与治疗措施，包括进阶呼吸道处置、生命征象监视、急救药物的给予以及高级救命术或其他更复杂的维生器（例如主动脉气囊泵反搏或体外循环等）。本文着重讨论的即是院际运送中的重症运送。

重症患者转诊的过程充满危险。危险可能来自于疾病本身快速恶化，或是转诊过程的不慎处置。必须切记的是，虽然重症患者病情危急要尽快送到可进一步诊疗的医院,但重症转诊绝对不是"上车快跑(get on the carrun)"就好!所有医学文献一致认为,转诊前处理(referral processing)对患者的预后有绝对重要的影响。转诊前处置着重在患者的初步稳定及确保运送过程安全,即使患者诊断尚未清楚,亦可借由有系统的 ABCDE 评估方式的转诊前处理,达到减少转诊意外的目的。简单分述如下。

A(Airway):呼吸道的评估重点在是否要预先插管。患者如果需要任何辅助的方式才能维持呼吸,都应考虑及早插管。其他的适应证包括昏迷指数过低(< 8 分)、预期呼吸窘迫(如烧伤并呼吸道灼伤)或控制换气(如头部外伤脑压增高欲控制血中二氧化碳浓度者)。

B(Breathing):呼吸的评估重点在通气确认。一旦插管,必须确认位置[潮气末二氧化碳仪($ET-CO_2$)及胸部 X 射线]牢牢固定,有任何剧烈移动都必须考虑气管内管位置,一再确认。插管患者需使用自动呼吸机(transport ventilator),并在转诊全程中都应有血氧仪与 $ET-CO_2$ 的持续监测。患者应该尽量放置鼻胃管引流,尤其是空中转运的患者,以避免呕吐物呛入呼吸道。有气胸疑虑的患者应考虑进行针刺减压术。

C(Circulation):循环的评估重点在于心律与血压的稳定。不稳定的心律必须在转出前先处理(如高度传导阻滞则预先使用体外起搏器)、转诊过程中需有连续性心电图监测。低血压患者需有通畅的静脉管路(至少大管径两条以上且固定良好)、体液输注、使用升压剂及尽可能止血。若有中央静脉导管(CVC),要确认位置(胸部 X 射线)及确实固定,搬运拉扯导致 CVC 脱落在重症运送非常常见!另外血液及生化检查报告必须在出发前检查及做必要的处理。最后,基于医疗或距离原因,出发前必须考虑为患者放置尿管。

D(Disability):神经的评估重点在于给予患者在转送过程中足够的镇定与麻醉剂,尤其是已插管或有潜在癫痫发作可能性的患者;另外,已深度镇定的患者需定时检视其瞳孔及光反射。

E(Exposure):必须做到完整暴露患者身体,以免漏失重要伤病处。创伤患者的初级评估及次级评估在出发前都应尽量完成,并且要注意脊柱直线固定(spine straight fixed)。低温患者(尤其是儿童)必须准备加温器材并且轻柔搬运;剧烈晃动有可能引起致命的心律不齐。

根据上述 ABCDE 评估方式,除了一般性原则外,此患者需要做的转诊前处理主要为:给予气管插管后确认位置并固定,建立足够的静脉管路及中心静脉导管以给予大量输液输血,减少休克的机会与时间,处理血液生化异常并注意因大量输液输血可能引起的失温与电解质失衡问题，以及放置鼻管与尿管等，并确认随车人员能力及配备充足。

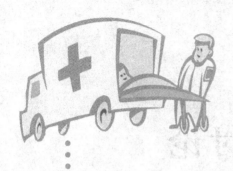

案例讨论

问 题 二

重症转送的方式有哪些？若使用救护车,随车器材及人员等级有哪些要求?

讨 论

重症转送的方式在台湾大多数是采用陆地加护性救护车运送,但在偏远地区或山区则要考虑空中运送,且视病况有不同的航空器可选择。例如在台湾东部山区患者因潜水减压症造成空气栓塞,而需转至有高压氧设备的医院时,因高空气压低气体会膨胀,反而更有害于病情,其缺点远超过空中运输快速的优点,故此时反而由陆地运送较好,或由直升机沿海岸线低空(300 m 以下)运送为佳,而不采用固定翼飞机飞越中央山脉运送。

本患者以救护车运送为最佳方式。若是转院前处理(treatment before hospital)做得好,运送过程要做的处理就不多。担任重症转运的加护型救护车至少应有下列配备:进阶呼吸道处置器材(A)、足够的氧气存量(B)、运输用呼吸器(B)、生命监视器(C)、可携式去颤电击器(C)、静脉注射泵(infusion pump)(C)、一般急救药物(D)、通信设备等,并确认器材的状况良好电力充足。随车人员必须是有 ACLS (高级救命术)能力的医护相关人员。患者若可能躁动,应携带足够的镇静剂或适当约束具。另外,若有传染病或带有危害物质的伤员的运送,应注意患者应于转运前除污完毕,并提供相关人员安全防护设备及事后车辆与器材的除污。

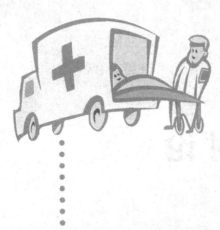

案例讨论

问 题 三

你会把患者转去甲医院还是乙医院。为什么？目前关于重症转诊，有何法律规范或临床参考流程？

讨 论

此患者为重大创伤患者，理论上要转到最近且有能力（capacity）的创伤中心。但若患者家属希望转较远且目前没有加护病房床位的创伤中心治疗时，目前依法我们不能拒绝患者或家属的转诊要求，故处理上较为棘手。

比较适当的做法是尽量与家属说明远距转送的风险，以及目前对方医院没有加护病房，故有再度转院的可能，并将上述事项记载于病历。若其仍执意要转，则以书面同意书（informed consent）记录，然后事前通知后送医院，并于转诊单上特别注明告知事项及后送医院已联络的医护人员。后送医院依法不得拒绝接受其转诊。请注意：对于此类患者，转出医院仍应积极联络接受转诊的医院，并提供患者病情、医疗处置等有关资料；依法不可以"违医嘱自动出院"（against-medical-advise discharge；AMAD，即一般所谓的 AAD）为由拒绝提供相关数据与协助。

目前台湾的院际转诊规范相关法令主要见于《紧急医疗救护法》与最近颁布的《紧急伤患者转诊实施办法》，卫生署亦有提供重症转诊单的建议格式，但并未强制各医疗院所使用,故目前转诊单仍有繁简各述、格式不一的乱象。对于重症患者转送,文献建议每家医院都应规划正式的院际转送流程(interfacility transfer algorithm)。此流程的制定应由多科专家共同拟订、用品管的角度定期检视实际运作情形并据以更新流程内容,以持续改进转诊安全。一个好的重症转送流程须强调的 5 个环节如下。

(1)转诊前处理、协调及联络(pretransport care, coordination, communication)。

(2)随车人力(transport personnel)。

(3)救护车配备(transport equipment)。

(4)转送过程中的患者监视及危机处理(monitoring and trouble - shooting during transport)。

(5)文件记录与检讨机制(documentation and review)。

图 2.1 是由台大医院云林分院急诊医学部提供给云林地区的院际转诊流程参考,但其内容仍需依实际操作情况定期修正。

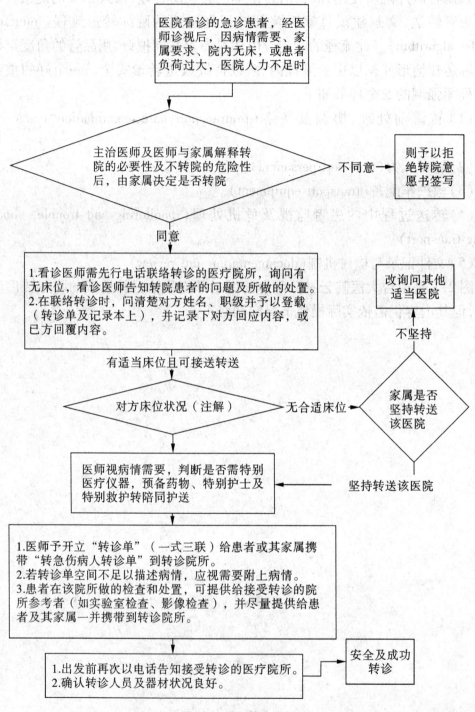

医院看诊的急诊患者，经医师诊视后，因病情需要、家属要求、院内无床，或患者负荷过大，医院人力不足时

主治医师及医师与家属解释转院的必要性及不转院的危险性后，由家属决定是否转院 → 不同意 → 则予以拒绝转院意愿书签写

同意

1.看诊医师需先行电话联络转诊的医疗院所，询问有无床位，看诊医师告知转院患者的问题及所做的处置。
2.在联络转诊时，问清楚对方姓名、职级并予以登载（转诊单及记录本上），并记录下对方回应内容，或已方回覆内容。

改询问其他适当医院

不坚持

有适当床位且可接送转送

对方床位状况（注解） → 无合适床位 → 家属是否坚持转送该医院

医师视病情需要，判断是否需特别医疗仪器，预备药物、特别护士及特别救护转陪同护送 ← 坚持转送该医院

1.医师予开立"转诊单"（一式三联）给患者或其家属携带"转急伤病人转诊单"到转诊院所。
2.若转诊单空间不足以描述病情，应视需要附上病情。
3.患者在该院所做的检查和处置，可提供给接受转诊的院所参考者（如实验室检查、影像检查），并尽量提供给患者及其家属一并携带到转诊院所。

1.出发前再次以电话告知接受转诊的医疗院所。
2.确认转诊人员及器材状况良好。 → 安全及成功转诊

图2.1　院际转诊流程

参 考 资 料

［1］WARREN J，FORM J R，ORRRA，et al. Guidelines for the inter and intrahospital transport of critically ill patients［J］. Crit care med,2004（32）:256-262.

［2］RUNCIE C J. Principles of safe transport［M］// MORTON NS，POLLACK MM，WALLACE PGM. Stabilization and transport of the critically Ⅲ. New York: Churchill Livingstone,1997.

［3］马惠明. 病人运输［M］// 陈文钟,方震中,王秀伯,等. 急诊119案例精选集. 1版. 台北:Kingdom Publications Ltd. ,2002.

［4］柯昭颖. 重症危急病人转院之考虑［M］// 陈文钟,方震中,王秀伯,等. 急诊119案例精选集. 1版. 台北:Kingdom Publications Ltd. ,2002.

关 键 字

●中文　二度运送、重症运送、转诊前处理、紧急医疗救护法、院际转送流程。

●英文　secondary transport，severe transport，referral processing，the emergency medical rescue method,interfacility transfer algorithm.

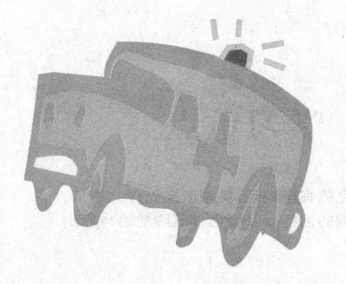

3 休克

学习重点

★ 了解休克的临床表现、类型以及处理方法
★ 了解气胸的治疗以及张力性气胸的治疗原则

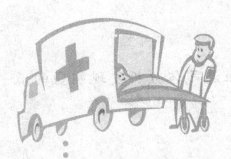

情境案例

主诉

22岁男性患者因突发性的冒冷汗及胸痛而来急诊求诊。

病史

患者没有特殊疾病,今天在学校上课,上到一半突然觉得呼吸困难,伴随右侧胸痛,忍耐了几个小时之后,才因为冒冷汗,加上极度的倦怠而被同学送来急诊室。

物理检查

身体检查发现,血压为75/50mmHg(10.0/6.7 kPa),脉搏:144次/min,呼吸:22次/min,体温:36 ℃患者呈极度呼吸窘迫,嘴唇有发绀现象,右侧胸腔呼吸音消失。此外,触诊可发现患者的气管有向左侧偏移的现象(tracheal deviation)。由于怀疑是张力性气胸,因此紧急施予右侧胸管置放,患者的症状因而立刻解除。

实验室检查

实验室检查无明显异常,只有动脉血液气体分析发现明显的低血氧$[PaO_2 = 55 \text{ mmHg}(7.3 \text{ kPa})]$。

影像检查

事后的胸部 X 射线显示少量的右侧残余气胸,此外并没有其他异常发现。

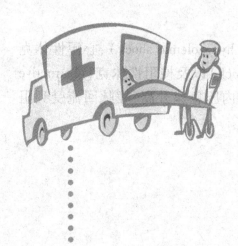

案例讨论

问 题 一

休克的临床表现有哪些症状？如何鉴别诊断？这位患者属于哪一种？

讨 论

休克指的是组织的血液灌流量不符合身体的代谢需求，无法提供足量的氧气与其他养分（nutrients）。当传送到组织的氧气（delivered oxygen；DO₂）不足以供正常代谢之用，身体会开始进行无氧代谢。当细胞可以进行充分的有氧呼代谢时，一个葡萄糖分子（glucose molecule）可被转化成 36 个 ATP 分子；反之，当细胞只能进行无氧代谢，葡萄糖则只能产生 2 个 ATP 并附带产生乳酸（lactic acid），因此在休克的患者身上可以看到乳酸堆积的现象。当身体在休克的状况下极度缺乏 ATP，细胞将无法继续执行正常的功能（ATP 是许多细胞执行正常功能的能量来源），一直到过了一个临界点后，细胞就会发生不可逆的伤害而死亡。

典型的休克症状包括心搏过快、皮肤湿冷伴随远程动脉脉搏减弱（分布性休克患者皮肤可能会温热，因此必须辅助其他的休克征象来诊断）、尿量减少以及意识改变。真正的低血压常无法在休克的早期观察到，而通常会是晚期的征象。意识改变通常也是发生在晚期的患者，因为早期的休克身体还有能力把血液集中运送到重要器官如心和大脑。因此当大脑的灌流也不足时，通常代表休克已进入晚期。因此，用低血压和意识改变来诊断休克是危险的，因为容易延迟早期的治疗。

　　一般来说,休克可以分为低血容量性休克(hypovolemic shock)、心源性休克(cardiogenic shock)、分布性休克(distributive shock)以及梗阻性休克(obstructive shock)。本例是因为张力性气胸而造成胸膜腔内压急速升高,静脉回流受到阻碍,连带影响到心输出量,因此属于梗阻性休克。

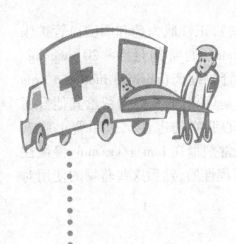

案例讨论

休克的基本处理有哪些？有哪些辅助药物？

讨 论

除了维持基本的生命征象及呼吸道通畅,早期的给氧及静脉输液是最关键的步骤。如果患者发生呼吸衰竭,尽早给予呼吸机治疗可以降低呼吸肌的疲劳,因而改善组织的氧气需求。此外,呼吸机可以帮助患者排除过多的 CO_2,以代偿伴随休克而来的代谢性酸中毒。另外,尽早给予足够的静脉输液可以改善血管内容积的不足,以促进微循环。除了心脏衰竭以及年纪较大的患者必须小心输液,一般患者的输液可以稍微积极一点,其中小孩和年轻人不太容易因为输液而造成肺水肿。输液的种类以晶体补充液(crystalloid fluid)为优先考虑。如果可以很轻易地建立两条大号的周边静脉管路,并不需要很快地建立中央静脉管路(central venous line)。

及早给予输液的理由在于休克的进行往往是个不可逆的过程,因此为了避免组织伤害的发生,切记不可因为安排其他的检查而阻碍了输液的进行。

当静脉输液无法维持稳定的生命征象或血压,则必须考虑辅助药物的使用。需要注意的是,静脉输液永远优先于辅助药物的使用。常用的辅助药物有:多巴胺(dopamine),正性肌力和血管收缩药(positive inotropic and vasoconstrictor;通常剂量 5 ~ 20 μg/kg/min），多巴酚丁胺（dobutamine），正性肌力药和周围血管扩张药（positive inotropic and the surrounding vasodilator；通常剂量 5 ~ 20 mcg/kg/min），肾上腺素（epinephrine），正性肌力药和血管收缩药（positive inotropic drug and vasoconstrictor；通常剂量 0.1 mcg/kg/min 或是更高；通常只保留给其他升压药无效时才使用，因为有研究显示肾上腺素对心肌有伤害性），去甲肾上腺素（norepinephrine），血管收缩剂（vasoconstrictor；通常剂量 0.1 mcg/kg/min，慢慢往上增加剂量）。由于不同的辅助药物有不同的药理性质，熟悉这些药物的使用对于休克的处理是很重要的。

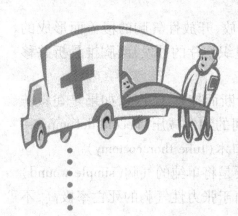

案例讨论

问 题 三

气胸跟张力性气胸的病因是什么？如何紧急处理？

讨 论

气胸（pneumothorax）是指空气因为任何的原因而进入胸膜腔。依其发病机制的不同，可以分为原发性及继发性。通常原发性气胸定义为没有肺部疾病时，在没有明显的促发事件下发生的气胸。但是，有部分被归类为原发性气胸的患者，其实有临床上不明显的肺部疾病。

其中，自发性气胸（primary spontaneous pneumothorax）多见于高瘦的年轻男性。它的发病机制尚无定论，有些专家认为与肺尖处较高的剪力（shear）有关。除了需有剪力的存在，自发性气胸的发生也与肺尖处的肺大疱（pulmonary bulla）有关。这些病灶一般称为似肺气肿变化（emphysematous-like changes；ELCs）。研究发现，发生自发性气胸的同侧与对侧肺叶出现 ELCs 的机会，会高于从未发生自发性气胸的对照组（同侧：对侧大约 89%：80%，而对照组大约是 20%）。

除了偶尔是原发性，大多数的继发性气胸的原因是医源性（iatrogenic）及创伤性（traumatic）。

任何会在胸膜上造成组织单向阀（one-way valve）的原因，其实都有可能形成张力性气胸（tension pneumothorax）。这包括了：严重的胸腔外伤、呼吸机造成的气压性创伤(barotrauma)、中央静脉导管的置放、开放性气胸的覆盖而形成的单向阀、心肺复苏、腹腔积气、经支气管镜行肺组织切片的并发症、胸椎骨折并移位、针灸,等等。

张力性气胸的紧急处理不可因为 X 射线诊断而拖延了处置,如果是在救护车上,可以经由训练过的人员施予经由第二肋间的细针减压(needle decompression)。一旦到达急诊室,立即施行管状胸廓造口术(tube thoracostomy)。

细针减压或是胸管置放常见的并发症,主要是将单纯的气胸(simple wound)误认为张力性气胸、血胸或是纵隔腔损伤。但由于张力性气胸的死亡率极高,不可因担心这些并发症而延后处理。

参 考 资 料

[1] BARTON E D, RHEE P, HUTTON K C. The pathophysiology of tension pneumothorax in ventilated swine[J]. J Emerg Med, 1997, 15(5):147-153.

[2] BRANDER L, TAKALA J. Tracheal tear and tension pneumothorax complicating bronchoscopy-guided percutaneous tracheostomy[J]. Heart Lung, 2006, 35(2): 144-145.

关 键 字

● 中文　气胸、张力性气胸、休克、梗阻性休克、胸管。

● 英文　pneumothorax, tension pneumothorax, shock, obstructive shock, thoracic duct.

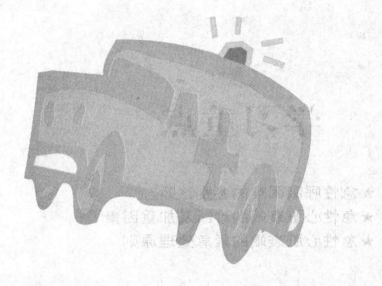

4 急性呼吸困难

学习重点

★ 急性呼吸困难的鉴别诊断
★ 急性心脏衰竭的诊断及加重因素
★ 急性心脏衰竭的紧急处理原则

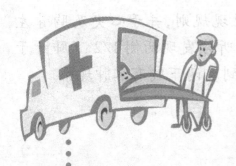

情境案例

主 诉

50岁男性患者从2 h前,开始有呼吸困难恶化的现象来急诊求诊。

病 史

患者有5年的高血压病史,并无按医嘱规则服药,无已知的其他心肺疾病史。患者平日爬楼梯或搬重物时有呼吸困难现象,在稍加休息后才可恢复。此外不曾有胸痛或昏厥。过去1周以来,患者自觉体重增加2 kg,双脚有肿胀现象,且食欲变差,全身无力,半夜常因呼吸困难而需起身,稍坐后才会改善。今日因一走动呼吸困难就加剧,且无法平躺休息,必须要坐直才较为轻松,因此到医院急诊求诊。

物 理 检 查

身体检查发现,血压:140/70 mmHg(18.6/9.3 kPa),脉搏:120次/min,呼吸:26次/min,体温37 ℃,血氧饱和度为93%。结膜并无

苍白,颈静脉怒张,心脏听诊发现心律呈现规则,并于心尖及胸骨左下侧缘有 Gr Ⅱ/Ⅵ 全收缩期杂音。肺部听诊发现两侧 1/2 下肺叶于吸气时有啰音。肝脏于右肋缘下可触摸到。两下肢有水肿现象。

实 验 室 检 查

患者的血红蛋白为 110 g/L,血清肌酐为 15 mg/L,电解质浓度皆正常,心电图呈现窦性心搏过快并有左心室肥厚的现象。胸部 X 射线如图 4.1。

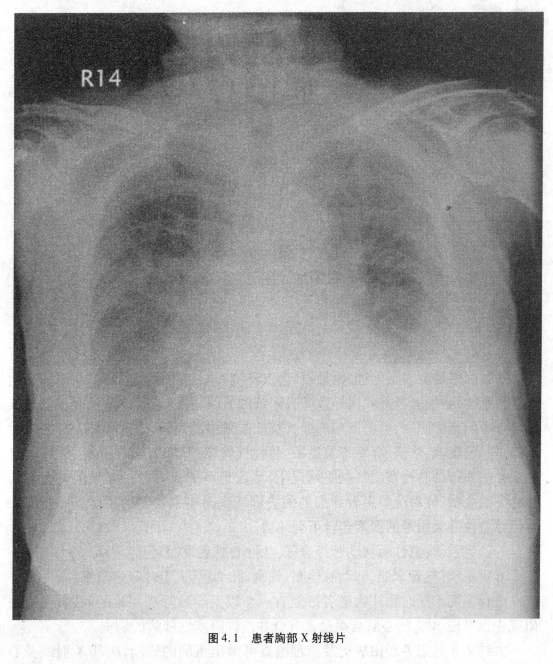

图4.1 患者胸部X射线片

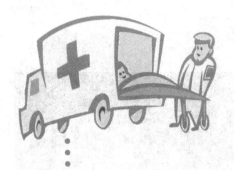

案例讨论

有哪些原因会造成急性呼吸困难？鉴别诊断的重点有哪些？

讨 论

呼吸困难是由多重生理、精神、社会及环境因素作用而产生的。在评估急性呼吸困难时，必须思考并找出导致呼吸困难的原因，并注意其严重程度。会导致急性呼吸困难的原因，可由下列的症状及征候来协助判断，如患者是否有缺血性胸痛、发烧、咳嗽、浓痰、荨麻疹及过敏、急性气管挛缩哮喘（wheezing），等等。然而在某些如肺动脉栓塞或气胸等状况下，患者也可能只有单一呼吸困难而无其他合并的症状，针对这些患者详细的病史询问则是鉴别诊断的关键。一般说来会导致急性呼吸困难的因素包含下列几项。

心血管系统：急性冠状动脉综合征、急性心脏衰竭、心包腔填塞。

呼吸系统：气管挛缩、肺动脉栓塞、气胸、肺部感染、上呼吸道阻塞。

进行鉴别诊断时须注意患者可能有一个以上导致呼吸困难的问题，在过去研究中也发现30%的心脏衰竭患者有合并慢性阻塞性肺病的病史。

大约2/3的患者经由病史及物理检查可做出正确的诊断，胸部X射线及心电图为进一步的首要检查，计算机断层（CT）则是在怀疑有肺动脉栓塞时所做的检查。抽血检验方面，基本检查如血红蛋白、肾功能等为必须检验的项目。若怀疑有肺动脉栓塞,D-二聚体(D-dimer)的检验可提供帮助,另一个可用的检查为钠尿肽(natriuretic peptides)的血中浓度。近来的研究显示钠尿肽,包含 B 型钠尿肽(BNP)[B-type(brain)natriuretic peptide(BNP)] 及 N 末端 B 型钠尿肽前体 [N-terminal-pro-BNP(NT-pro-BNP)] 在急性心衰竭的诊断上可提供有效的帮助。虽各研究结果不同,一般而言,若患者 BNP<0.1 pg/L 或 NT-pro-BNP<0.3 pg/L,则发生急性心衰竭的机会不大,而 BNP>0.4 pg/L,对诊断急性心衰竭的阳性预测率(positive predictive value)则很高,在临床上的使用相当方便。此外也可利用组织多普勒心脏超声波指针或是心音图分析是否有第三心音(S3)的存在,来协助诊断。

回顾此患者过去即有高血压病史,此为造成心脏衰竭的可能因素。在物理检查上,可发现有肺部双下侧啰音、无喘鸣等肺部疾病征候,并有肢体水肿等体内水分过多的现象,此为心脏衰竭的临床表现。

急性心衰竭与慢性心衰竭有不同的定义,学者也认为急性心衰竭并非只是慢性心衰竭的其中一个状态,甚至认为其为另一种独立的疾病状态,因为急性心衰竭在定义、诊断治疗及预后上与慢性心衰竭并不相同。因急性心脏衰竭而到医院求诊住院的费用,以欧美为例,都超过心衰竭相关医疗费用的 50% ~ 70%,对于医疗资源利用的影响相当大。

急性心衰竭的定义分为 3 个部分:

(1)必须是"急性",虽持续时间长短不一定,但有其"暂时性"。

(2)必须有心衰竭的症状,特别是如瘀血(congestion)及液体潴留过多(fluid retention)的现象。

(3)必须有一定的严重性,即是这些症状会导致患者立即求医并接受治疗。

急性心衰竭的诊断必须符合前述的定义,确认相关的症状及征候。然而由于此类患者常合并有其他器官系统的疾病,如慢性阻塞性肺病或是肾功能不全,因此在分辨造成患者呼吸困难症状的病因上,常有所困难。

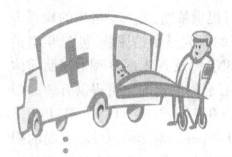

案例讨论

问 题 二

完整的急性心脏衰竭诊断包含哪些部分？其加重的因素有哪些？

讨 论

经过鉴别诊断，可初步得知此患者为急性心衰竭，然而造成的原因有许多种，也会牵涉到后续治疗方式的不同。

1. 急性心衰竭的分类

（1）急性失代偿性心衰。

（2）高血压/高血压急症伴急性心衰。

（3）急性肺水肿表现的急性心衰。

（4）心源性休克/低排综合征。

（5）严重的心源性休克。

（6）高心排出量心衰。

（7）右心急性心衰。

在进行诊断及进一步治疗时，虽然在某些情形下并无法正确地辨别，但一定要注意并确认造成此次急性心衰竭的加重因素，并加以治疗，才可避免再次发生，并加速缓解其急性发作的症状。常见可避免的加重因素有以下几点。

（1）不良的饮食顺从性，特别是限盐。

（2）不良的服药顺应性（顺应性：服药方法与时间）。

（3）心力衰竭治疗中不适当的停药或减量。

（4）使用了已知能使心力衰竭恶化的药物：如非甾体抗炎药（NSAID）、钙抗心律失常药（Ⅰ类，索他洛尔）、β受体阻滞剂。

（5）高血压的治疗不当。

（6）贫血。

（7）过度饮酒。

2. 常见的不可避免的加重因素

（1）急性心肌缺血/梗死。

（2）心律失常（心动过速或心动过缓），感染。

（3）急性心脏瓣膜功能不全。

（4）内分泌异常。

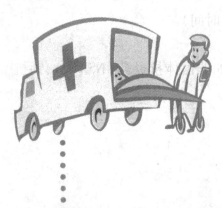

案例讨论

问题 三

急性心力衰竭治疗的原则有哪些？应选用哪些药物？

讨 论

在急性心力衰竭的初步治疗上，首先是生命征象的稳定及立即处理，并尽快缓解相关症状。

由于 80% 以上的患者会先到急诊部求诊，因此尽快第一线开始给予正确治疗是相当重要的。除了一般针对呼吸系统不同供氧方式的治疗之外，尽快给予药物也是主要的目标。在施予药物前，必须评估患者的两大重要指标"容量过负荷"及"低灌注状态"的有无来决定用药方式，见表 4.1。

基本上，若收缩压大于 100 mmHg(13.3 kPa)，则应选择血管扩张剂及利尿剂为第一线治疗，若血压过低，再加入正性肌力药/血管加压药。

在药物的选择上，急性期以静脉注射或滴注为主，利尿剂可选用呋塞米(速尿)或是丁尿胺(布美他尼)。血管扩张剂部分则可选用硝酸甘油或是在严密的监控下使用奈西立肽，而肌钙蛋白(troponin)此类新的钠尿肽药物，于急性期使用可使血行动力指标改善，然而其对整体预后及肾功能的影响则未知，需进一步大型研究来确认。多巴酚丁胺及多巴胺之类药物，因会增加心律不齐的发生而导致危险，因此建议在血压过低的患者须再考虑使用。上述这些药物的剂量，皆须随着患者的症状及对药物的反应来调整,并无一定数字,必须小心监控来决定给予剂量。在急诊开始给予正确治疗,可减少患者住加护病房的机会,也可改善预后。

急性心衰竭的预后方面,平均住院天数在欧洲为 9~11 d,在美国为 4.3~6.4 d。约30%的患者于60~90 d内会因此疾病而再住院,住院内死亡率为4%~7%。出院后一年内的死亡率约为30%。由以上数字可知,急性心力衰竭为一严重的疾病,每次的发生都对患者的预后有相当不良的影响。

近年来在诊断及治疗上也有许多机构提出新的观念,其中最重要的即是在出院前做好医疗规划,并开始服用长期治疗心衰竭的药物,如此才可减少急性心衰竭的发作。此外对于如何协助快速而正确的诊断,急性期药物及相关治疗方式的使用等也都有新的研究陆续发表,以累积更多证据来改善此类患者的预后。

表4.1　根据血容量和组织灌注状态指导治疗

容量过负荷	组织低灌注	收缩压>100mmHg （13.3 kPa）	收缩压 90~100mmHg （12.0~13.3 kPa）	收缩压<90mmHg （12.0 kPa）
是	是	扩血管药 利尿剂 考虑超滤	扩血管药 利尿剂 正性肌力药	利尿剂 正性肌力药/血管加压药
是	否	血管扩张药 利尿剂 考虑超滤	血管扩张剂 正性肌力药	利尿剂 正性肌力药/血管加压药 再核实:容量状态
否	是	血管扩张剂	血管扩张剂 正性肌力药	正性肌力药/血管加压药 再核实:容量状态
否	否	血管扩张药	再核实:容量状态	正性肌力药/血管加压药 再核实:容量状态

参考资料

[1]TEERLINK J R. Diagnosis and managemet of acute heart failure[M]//ROBERTO. BONOWMD, DOUGLAS L MANN MD FASS, PETER LIBBY M D, et al.

Braunwald's heart disease：a textbook of cardiovascular medicine. USA：Saunders，2008.

[2] PEACOCK W F. Congestive heart failure and acut pulmonary edema[M]//JUDITH E. TINTINALLI，GABOR D. KELEN，J. STEPHAN STAPCZ YNSKI. Emergency medicine：a comprehensive study guide. Ohio：Mcgraw – hill professional，2003.

关键字

●中文　呼吸困难、急性心衰竭、钠尿肽、加重因素、血管扩张剂。

●英文　dyspnea，acute heart failure，natriuretic peptide，contributing factors，vasodilator.

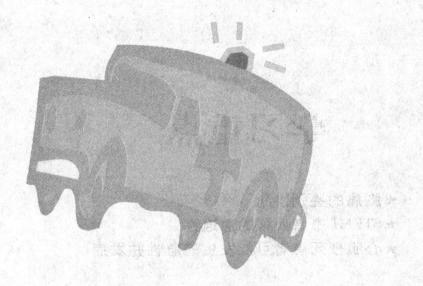

5　胸痛

学习重点

★ 胸痛的鉴别诊断
★ STEMI 患者处置的急迫性
★ 心肌梗死患者可能发生的急性并发症

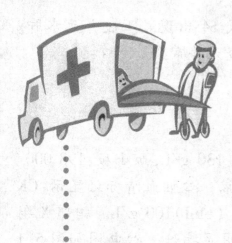

情境案例

主诉

从 30 min 前开始,胸痛越来越剧烈。

病史

患者为 60 岁男性,过去有高血压及糖尿病史但无规则服药。从 30 min 前开始,患者于家中准备出发下田耕作时,突感左胸心窝处剧烈闷痛,并延伸至下巴,同时伴有冒冷汗及恶心的现象。在家经静坐休息 5 min 后,疼痛感越来越剧烈,其家人向 119 求救,救护人员到达后给予初步处置后将患者即刻送到医院急诊处。

物理检查

身体检查发现,血压:136/80mmHg (18.1/10.6 kPa),脉搏:92 次/min,呼吸:20 次/min,体温:36.5 ℃,血氧饱和度:96%。患者意识清楚,患者眼睑无苍白现象,颈静脉鼓胀,两侧胸廓扩张对称,触诊并无发现触痛点。听诊发现两侧呼吸音对称,并无啰音。心脏听诊发现患者心跳规律,无杂音,也无 S3 或 S4 出现。下肢并无水肿。四肢脉搏皆可摸到且对称。其余物理检查无异常。

实 验 室 检 查

患者白细胞:11 200/mm³,血红蛋白:130 g/L,血小板:198 000/mm³。生化检查显示肾功能及电解质正常。心脏血清标记显示:CK 198 U/L,CK-MB 15U/L,心脏肌征蛋白Ⅰ(cInI)100 g/L。胸部 X 射线显示心脏阴影并无扩大,两侧肺叶无明显病灶。心电图如图 5.1 所示。

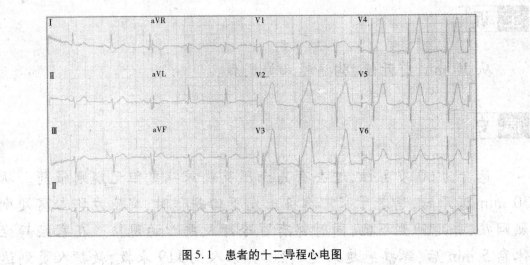

图5.1　患者的十二导程心电图

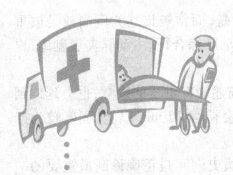

案例讨论

问 题 一

此患者胸痛的临床鉴别诊断的相关表现有哪些？是否仍需要安排其他检查？

讨 论

急性胸痛是常见的急诊患者主诉,然而其正确的诊断仍是一项挑战。一般说来,急性胸痛通常包含以下三个要素:

(1)刚发生不久,通常是24 h之内,并导致患者求助于紧急医疗。

(2)位置通常位于前胸。

(3)是一种相当令人不适的感觉,并使患者相当痛苦。

评估急性胸痛患者时,将患者分为下列三大类,有助于鉴别诊断:

(1)胸壁痛。

(2)胸膜或呼吸性痛。

(3)内脏器官性疼痛。

胸壁痛的性质通常为刺痛,可被指出并清楚定位,且有明确的触痛点或在特定的姿势下可重复被引发,常见的疾病有肌肉筋膜发炎、肋骨软骨炎、肋间神经痛症候群等。胸膜痛则是与呼吸动作有关,特别是可被咳嗽的动作引发,然而引发此类疼痛的疾病并不只限于胸膜疾病,常见的疾病有肺动脉栓塞、肺炎、胸膜炎及气胸等。而内脏器官性疼痛则难以定位清楚,而常被描述为闷痛或是被重物压住的感觉,常见的疾病有典型心绞痛、急性动脉综合征、主动脉夹层剥离、胃食道反流及二尖瓣脱垂等疾病。

心肌缺血的疼痛多是位于胸骨后,且常被描述为有重压的感觉,也会延伸到颈部或左手臂。急性心肌梗死的疼痛,其时间会持续 20 min 以上,程度较为严重,且合并有呼吸困难、冒冷汗及呕吐的现象。

进行急性胸痛患者的鉴别诊断时,清楚的病史询问是正确诊断最重要的一步;在有初步的鉴别诊断之后,十二导程心电图及胸部 X 射线检查可提供重要讯息。若是怀疑有肺动脉栓塞或是主动脉夹层,则可检验其血中的 D-二聚体(D-Dimer)及执行计算机断层(CT)检查来确认诊断。评估急性胸痛时一个非常重要的原则是急性胸痛的诊断是复合性的,除了少数的例外,并无单一观察或检验即可得到正确答案。

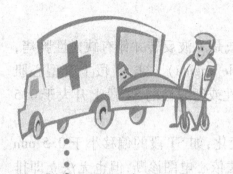

案例讨论

问题二

在第一线处置怀疑此患者患有急性冠状动脉综合征(acute coronary syndrome;ACS)时,应采取的处置措施为何?

讨论

在初步病史询问怀疑此患者患有 ACS 时,需给予快速地评估及处置,一方面确定患者生命征象稳定,另一方面让适合的患者尽快进行再灌流治疗,以减少心肌坏死及后续并发症的产生。原则上在患者到达急诊 10 min 之内,需询问到重要相关病史,接上心电图监视器,并完成十二导程心电图的检查。此阶段评估重点在于胸痛的相关症状及征候、过去的心脏疾病史、ACS 危险因素的有无及评估患者是否需进行进一步的再灌流治疗;且此阶段的评估必须要有效率,以免延迟后续再灌流治疗的时效。血液检查也是重要的项目,心脏血清标记如 CK、CK-MB 及肌钙蛋白(troponin)除了在诊断上有用之外,对于患者的危险分级及预后也有其相关性,必须及早检测。其他如基本肾功能、全血球计数及凝血时间等,也应进行检测。

在初步评估之后,则根据十二导程心电图的变化,将患者分为三大类。

第一类:ST 段上升(ST 段抬高)或新的左心室束枝传导阻断(left bundle branch block,LBBB),其定义为 2 个以上连续胸前导程或邻近的肢体导程有 ST

段上升 1 mm 以上,简称为 STEMI。

第二类:缺血型的 ST 段下降 0.5 mm 以上或是 T 波反转并伴有缺血性胸痛,则归于高危险不稳定型心绞痛(high risk unstable angina)/非 ST 段上升型心肌梗死(non-ST-elevation MI;NSTEMI)。非持续性或暂时性的 ST 段上升大于 0.5 mm 并小于 20 min 也归于此类。

第三类:正常或非诊断性的 ST 段及 T 波变化,如 ST 段的偏移小于 0.5 mm 或是 T 波反转高度小于 2 mm。此类状况并无法依心电图诊断,但也无法立即排除患者是否有心肌梗死,须连续追踪心电图及心肌血清标记等心脏检查的变化才能得到足够的信息来判断。

在治疗上则给予吗啡、吸氧、硝酸甘油及阿司匹林,合称 MONA 治疗。给予氧气治疗的原则,是要确保患者的血氧浓度大于 90%,而在开始针对胸痛治疗后,给予 6 h 的氧气治疗是合理的。阿司匹林的早期使用,除非患者有过敏现象,否则已被证明是相当安全的,并可减少急性心肌梗死及不稳定型心绞痛患者短期及长期的死亡率。标准的使用法是口服 160~325mg 的立即释放剂型阿司匹林,嚼碎后再吞下,如此吸收较为快速。硝酸甘油则是缺血性心脏病有效的止痛药物,也有冠状动脉扩张的效果,然而使用时需注意其有使血压降低的副作用。若舌下连续含 3 片硝酸甘油后仍有持续性胸痛,则可考虑施予持续静脉滴注,起始剂量可从 20 μg/min 开始,再随着症状及血压调整。吗啡是当硝酸盐类治疗对胸痛无效时,止痛的选择用药,其对 ACS 所引起的肺血管充血也有帮助,起始剂量可从 2~4 mg 静注开始,此外也须使用另一类抗血小板剂氯吡格雷,以负荷量 300 mg 口服给予。

在初步稳定患者之后,就应立即根据心电图上 ST 段的变化,给予不同的治疗策略。在本案例中,心电图上 V2~V4 导程有明显的 ST 段上升的现象。针对 ST 上升患者,首要目标是利用心导管介入术或是血栓溶解剂注射,及早进行再灌流治疗(reperfusion therapy),以减少心肌的损伤及其并发症。由于随着心肌缺血时间增加,心肌损伤的程度会更加严重,因此改善心肌缺血为最重要的治疗目标,近来学界建议患者应在到达医院 90 min 内接受心导管介入术,若采取血栓溶解剂注射的治疗策略,应于 30 min 内完成,在临床上如何达成此目标,则需急诊、心导管人员及心脏科医疗团队的积极合作并克服障碍才能完成。

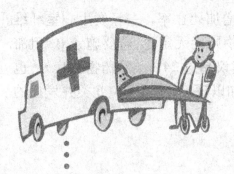

案例讨论

问题 三

在急诊治疗急性心肌梗死患者,必须注意哪些可能发生的严重并发症?

讨 论

针对此类患者,在急诊初步治疗,是要减少如死亡、再次发生心肌梗死及后续需再次施行紧急心导管手术等重要心脏并发症(major adverse cardiac events;MACE)及致命性心律不齐的发生。由于急性冠状动脉症候群患者,其心肌处于缺血的不稳定状态,容易导致致命性心律不齐的发生。

此类患者所产生的原发性心室纤维颤动(primary VF)是大多数急性心肌梗死患者早期死亡的原因,特别是在胸痛症状开始后的 4 h 内,其发生率最高,不过在 24 h 内,仍是造成死亡的重要原因。急性心肌梗死之后所引发的心脏衰竭及心因性休克进而造成的继发性心室纤维颤动(secondary VF),也是造成死亡的原因之一。随着早期再灌流治疗及 β-阻滞剂的应用,心室性心律不齐的发生有减少的趋势。

在抗心律不齐药物的使用上,过去虽发现利多卡因可减少心律不齐的发生率,然而预防性的使用反而会增加患者死亡率,因此近来利多卡因已很少被用在急性心肌梗死的患者身上。在电解质方面,建议将患者的钾离子浓度维持在 4 mEq/L,而镁离子浓度维持在 2 mEq/L 左右。过去研究显示例行性给予患者补充镁离子对预后并无改善效果,甚至有可能增加死亡率。一旦发生心室纤维颤动经急救回复后,是否需给予抗心律不齐药物则尚无定论,若要施予 β-阻滞剂是较好的选择,如果使用了利多卡因,则不建议超过 24 h。除药物治疗外,也应积极找出可能导致心律不齐发生的原因,并加以矫正,才可避免此类并发症的再发生。

参考资料

[1]HOLLANDER J E. Acute coronary syndromes:a cute myocardial infarction and unstable angina[M]//JUDITHE. TINTINALLI,GABORD. KELEN,J. STEPHAN STAPCZ YNSKI. Emergency medicine:a comperhensive study guide . Ohio:Mc graw-hill professional,2003.

[2] ECC COMMITTEE, SUBCOMMITTEES AND TASK FORCES OF THE AMERICAN HEARTASSOCIATION. Stabilization of the patient with acute coronary syndromes [J]. American heart association guidelines for cardiopulmonary resuscitation and emergency cardiovscular care:Circulation, 2005,112(24):89-110.

关键字

●中文 胸痛、急性冠状动脉综合征、急性心肌梗死、心导管手术、心律不齐。

●英文 chest pain, acute coronary syndrome, acute myocardial infarction, cardiac cottheterization procedure, arrhythmia.

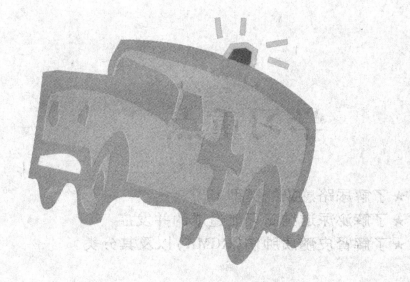

6　腰痛

学习重点

★ 了解尿路感染的类型
★ 了解泌尿道结石可能造成的并发症
★ 了解肾皮髓质肿伤(RCMA)以及其分类

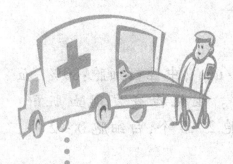

情境案例

一位45岁女性的糖尿病患者,因为发烧合并腰痛长达1周才来急诊求诊。

病 史

患者为45岁女性,有糖尿病,平时服用降血糖药控制。此外,患者因反复的输尿管结石而曾在泌尿科求诊,并做过两次的震波碎石术(extracorporeal shock wave lithotripsy;ESWL)。1周前,患者出现发烧、寒战及右侧腰痛。当时曾到诊所验尿,并且服用了3 d的抗生素。但是发烧与腰痛的情况并未随着服药而改善,因此决定来医学中心求诊。

物 理 检 查

身体检查发现,脉搏:102 次/min,呼吸:18 次/min,体温:38.7 ℃。患者呈急性病容,腹部无压痛,右侧的肋椎角(costovertebral angle)有压痛。

实 验 室 检 查

血细胞计数检查发现白细胞:22 000/mm³,中性粒细胞:89%,血红蛋白:110 g/L,血小板:421 000/mm³。生化检查发现血肌酐:21 mg/L,其他正常。尿液检查则是红细胞2~5个,白细胞0~2个,尿硝酸盐+,WBC酯酶++,细菌++++。

影 像 检 查

肾输尿管膀胱X射线(KUB)无特殊发现,但可在腹部CT发现右侧肾脏有楔形(wedge-shaped)的低显影病灶,诊断为肾皮髓质脓肿(renal corticomedullary abscess;RCMA)。

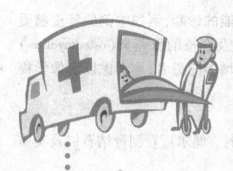

案例讨论

问 题 一

发烧合并腰痛的鉴别诊断有什么？若尿液检查无明显的白细胞增多,该如何继续做进一步的检查？

讨 论

一开始先做较大范围的考虑,急诊室常见的腰痛原因有:

(1)外伤。例如肌肉骨骼伤害、泌尿系统的挫伤。

(2)手术或其他侵入性治疗的并发症。

(3)带状疱疹之后的神经痛(herpes zoster neuralgia)。

(4)阑尾炎。此为较罕见的表现方式。

(5)胆囊炎。

(6)后腹腔的感染。

(7)肺外结核。

(8)胰腺炎。

(9)恶性疾病。

(10)脊椎的感染或是其他发炎性疾病。

若患者伴随着发烧,感染性的疾病就是重要的考虑。对于免疫力正常的成人,急性肾盂肾炎和肾脏输尿管结石都是需要考虑的诊断。至于免疫力下降的患者,则必须根据病史及物理检查,考虑其他可能的诊断,例如本例的肾皮髓质脓肿。此外,梨状肌脓肿(psoas muscle abscess)及脊椎的骨髓炎(osteomyelitis)都是需要考虑的。对于验尿结果无明显白细胞增多的患者,须考虑以影像学检查做进一步的确认。

较常使用的影像学工具列举如下:

(1)肾输尿管膀胱 X 射线(KUB)。诊断力弱。偶尔可看到肾结石以及实质内的气体。

(2)静脉肾盂造影(IVP)。敏感性低,无法显示肾实质的病变。

(3)超声造影术。快速且方便,但需要熟练的技术及经验。

(4)CT。详细,敏感,但昂贵,且伴随较高的放射线剂量以及随显影剂而来的风险。典型的 RCMA CT 影像可见到边缘模糊,楔形,低显影性,偶尔伴随液化和气体的病灶。

(5)MRI。更加昂贵,适用于不可打 CT 显影剂的患者。

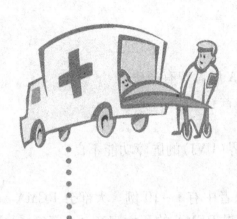

案例讨论

问 题 二

肾皮髓质脓肿(RCMA)的分类有哪些？流行病学资料有哪些？如何治疗？

讨 论

RCMA 是一个总称,指任何逆行性感染所造成的肾脏细菌感染,相对于因血行性感染(hematogenous spread)所造成的肾皮质脓肿(renal cortical abscess)。如果是前者,大部分的致病菌是革兰阴性菌,其中尤以埃希大肠杆菌属(E. coli)占最大宗。如果是后者,则以葡萄球菌属占最多。

RCMA 因其感染范围的差异,包含下列几种临床上已知的疾病:

(1)局灶性肾盂肾炎。

(2)分叶状肾肿瘤。

(3)急性多灶性细菌性肾炎。

(4)气肿性肾盂肾炎(EP)。

(5)黄瘤肉芽肿性肾盂肾炎(XGP)。

EP 常发生在糖尿病患者,多是因大肠杆菌(E. coli)或是其他种类的厌氧菌感染,死亡率高达45%。XGP 常是长期尿路结石所导致的结果。此类患者肾实质会含有大量充满脂肪颗粒的巨噬细胞(foam cells),因而呈肉芽状。当慢性发炎进行久了,肾脏会与后腹腔组织粘连。最常见导致 XGP 的细菌是奇异变形杆菌。

与 RCMA 有关的危险因素包括：

（1）反复的尿路感染。60%～70% 的 RCMA 患者曾有病史。

（2）尿路结石。约出现在 30% 的 RCMA 患者。

（3）尿管留置。

（4）尿路逆流。通常起因于输尿管膀胱交界（UVJ）的屏障功能不良。

（5）糖尿病。

RCMA 的发生率大约是每 10 000 位住院患者中有 1～10 例。大部分 RCMA 的患者都有免疫低下的状况，因为这些问题，使得 RCMA 的死亡率高达 1.5%～15%，而男女的分布则因为 RCMA 的亚型而有所差异。

在治疗方面，抗生素是第一线的治疗。但抗生素通常只对小于 3 cm 的病灶有效。对于较大的病灶，通常必须辅助外科治疗。包括脓肿的引流、手术清创，甚至是部分或全部肾切除。

参 考 资 料

［1］http：//emedicine. medscape. com/article/440073-overview.

［2］ANTHONYS. ，FAUCI. Harrison's principles of intermal medicine［M］，Ohio：Mcgraw-hill medical，2003.

［3］ROESNFIELD A T，GLICKMAN M G，TAYLOR K J W，et al. Acute focal bacterial nephritis（acute lobar nephronia）［J］. Radiology，1997（132）：553-561.

［4］RATHORE M H，BARTON L L，LUISIRI A. Acute lobar nephronia：a review［J］. Pediatrics，1997（87）：728-734.

关 键 字

●中文　泌尿道感染、腰痛、泌尿道结石、肾盂肾炎、肾皮髓质脓肿。

●英文　urinary tract infection，flank pain，uninary calculi，pyelonephritis，renal abscess cortex and medulla.

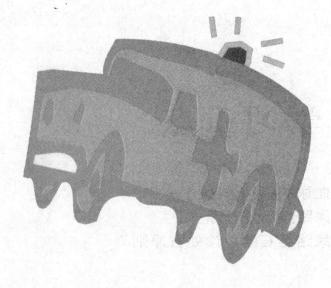

7　血尿及腹痛

学习重点

★ 血尿的鉴别诊断
★ 尿路结石的诊断
★ 尿路结石的急诊处置原则

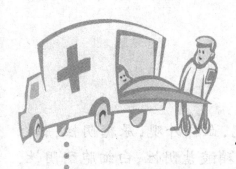

情境案例

主诉

40岁女性患者从1 h前开始出现严重左侧腰痛的现象,而来院求诊。

病史

患者无高血压和糖尿病病史,但父亲有尿路结石病史。患者在这次腰痛之前并无任何异常的感觉。出现腰痛的同时合并有恶心的感觉,但没有明显的转移痛。患者还发现最近一次的尿液明显变成血红色。今日由于腰部疼痛,而且没有随着休息缓解,因此到医院急诊求诊。

物理检查

身体检查发现,血压:150/90 mmHg(20.0/12.0 kPa),脉搏:110次/min,呼吸:26次/min,体温:36.5 ℃,血氧饱和度:99%。结膜并无苍白,心脏听诊发现心律呈现规则无杂音。肺部听诊正常。左侧腹部并无明显压痛。

实 验 室 检 查

患者的尿常规检查报告为：颜色红色，血样外观，尿糖阴性，胆红素阴性，OB 3+，pH 值为 6.5，蛋白质 1+，硝酸盐阴性，白细胞酯阴性，红细胞量多，白细胞 2~5 个，上皮细胞 0~2 个，怀孕测试阴性。

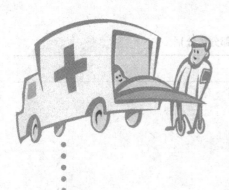

案例讨论

有哪些原因会造成血尿？鉴别诊断的重点是什么？

讨 论

在急诊中,血尿是一个颇为常见的症状,据统计,男性和停经后女性的无痛血尿的发病率达 10%～20%。肉眼或显微镜下血尿应视为严重泌尿疾病的前兆。事实上,肉眼血尿比镜下血尿危及性命的可能性也多 5 倍。

血尿发生的原因,60% 是由中泌尿道或下泌尿道的原因造成,一部分原因是泌尿道肿瘤。据文献统计,显微镜下血尿中有 2.2%～12.5% 的患者可能是泌尿科肿瘤,若 50 岁以上的患者出现肉眼血尿,可能性会达到 20%。其他的原因还很多,需要考虑的状况大致上可依照年龄和部位来区分,参见表 7.1 和表 7.2。

表 7.1　最常见提供血尿原因(依年龄的性别区分)

0～20 岁 (男、女)	20～40 岁 (男、女)	40～60 岁 (男、女)	60 岁以上男性 (男、女)	60 岁以上的女性 (男、女)
急性肾小球肾炎、泌尿道感染、先天性疾病(如泌尿道畸形或阻塞)	尿路结石、泌尿道感染、膀胱癌	泌尿道感染、尿路结石、膀胱癌	泌尿道感染、前列腺肥大、膀胱癌	泌尿道感染、膀胱癌

表7.2　常见血尿的原因（依部分区分）

肾前性

凝血疾病	例如血友病或自发性血小板缺乏紫斑症
抗凝血剂使用	例如使用华法林或肝素
胶原血管疾病	例如红斑性儿狼疮或硬皮症
镰型血球疾病	台湾少见

肾性

肾小球相关疾病	肾丝球肾炎、狼疮性肾炎、良性家庭性血尿症候群、血管异常（例如血管炎、动静脉畸形或梗死）
非肾丝球相关病	肾盂肾炎、多囊肾病变、肉芽肿疾病（例如结核病、隐性菌病）、黄瘤肉芽肿性肾盂肾炎、间质性肾炎、药物造成的肾乳突坏死（例如苯胺类的使用）、恶性疾病（例如肾细胞癌）

肾后性

结石、输尿管炎、膀胱炎、前列腺炎、前列腺肥大、附睾炎、尿道炎、恶性疾病（例如移行细胞癌）

其他可能和血尿混淆的状况（假性血尿）

阴道出血或月经来潮、手术或人为因素

血素尿：肌球蛋白尿、血红素尿、紫质症

食物的影响：例如大黄、甜菜、黑莓

药物的影响：例如结核病用的利福平等

　　另外，还有所谓的"运动诱发的血尿"，这个情形主要是因为运动而反复造成小伤，导致红细胞透过肾丝球进入泌尿系统。这种情形的血尿在48 h内应该会自动消失。若在48 h后还没消失，就要考虑膀胱癌之类的侵袭性出血病灶，而需要到泌尿科继续观察。

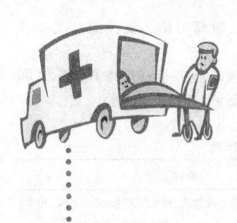

案例讨论

问 题 二

尿路结石如何诊断？有哪些鉴别诊断及注意事项？

讨 论

从本患者的 KUB 可以很清楚地看到左侧约在第三腰椎旁有一个疑似结石的白点，加上尿液常规检查显示明显的血尿，尿路结石的诊断大致可以成立（之后的 IVP 摄影也证实白点部分是尿路结石，参见图 7.1）。

尿路结石是急诊室中十分常见的疾病，在美国，尿路结石的发病率在男性约 7%，而女性约 3%。在症状方面，典型的尿路结石多在晚上或清晨出现疼痛感，疼痛的性质是腰部突然出现剧痛，且逐渐增强。疼痛感在男性可能会扩散至睾丸，在女性则会扩散至大阴唇的部位。在绞痛之间通常会有持续的钝痛，钝痛的原因主要来自急性的尿管阻塞及肾包膜的张力，而绞痛的原因来自输尿系统平滑肌的过度蠕动。

有时候，看到患者步入诊间的样子就可以猜出他有尿路结石。尿路结石常常造成严重的疼痛，患者通常会脸色发白，皮肤湿冷，坐立不安，手可能会扶着腰，身体会因为设法找到一个较不痛的姿势而扭曲。呕吐也很常见。尿路结石大多不会发烧，如果有发烧，要注意是否合并尿路感染。

在物理检查方面，患者的腹部可能不会有压痛感，在听诊方面，肠音可能很慢,很类似初期麻痹性肠阻塞的感觉。另外,腹部听诊还要注意有无杂音(bruits),如果有,也要小心腹部动脉瘤的可能。

根据经验,尿路结石会"模仿"各式各样的腹痛,包括胆囊炎与阑尾炎,在临床处理上也要多加注意。其他的尿路结石鉴别诊断,如表7.3所示。

表7.3　尿路结石的鉴别诊断

科别	疾病范围	症状
泌尿科疾病	上泌尿道	肾梗死、肾实质或尿路上皮肿瘤、肾乳突坏死、肾盂肾炎、出血(血块梗死)
	输尿管	尿路上皮肿瘤、出血、手术造成的输尿管狭窄、转移来的肿瘤
	下泌尿道	尿路上皮肿瘤、尿滞留
非泌尿科问题	腹腔内的问题	腹膜炎(特别是阑尾炎)、胆绞痛、肠阻塞或肠套叠
	血管的问题	腹腔动脉瘤、上肠系膜动脉阻塞
	后腹腔的问题	后腹腔淋巴病变、后腹腔纤维化、肿瘤
	妇产科的问题	子宫颈癌、子宫内膜异位、卵巢静脉症候群
	骨骼肌肉问题	创伤:钝挫伤、扭伤,等等

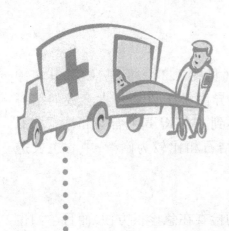

案例讨论

问 题 三

尿路结石急诊处置的原则有哪些？何时需要住院治疗？

讨 论

尿路结石的患者发作时通常都十分痛苦。因此，在病史和物理检查中怀疑是尿路结石时，就要先给予治疗。尿路结石的第一线治疗药物是非甾体抗炎药（NSAIDs）药物，酮咯酸（Ketorolac）肌内注射是快速而有效的选择，只是要小心肾衰竭、消化性溃疡的患者及过敏等并发症。麻醉性止痛药也会有效，但是要注意成瘾和呕吐的副作用。抗胆碱类的药物按药物机制来说也会有效，但是临床上的证据并不充分。

初步处理之后，接下来还是要做确认的检查。以下的检查可以在急诊快速得到答案。

1.尿液常规检查

尿液常规检查对于结石的诊断帮助很大，由于其非侵袭性，几乎都是固定要做的。若有怀疑怀孕的可能性，检验的同时别忘了加做怀孕测试。结石的尿液检验中，RBC 很常见，但是有 10% ~20% 的患者在没有微观血尿的情形下做 IVP（intravenous pyelography；静脉注射泌尿系统造影术）还是看到泌尿道结石，所以微观血尿也不必然会出现。其余如尿液酸碱值（过酸如 pH 值小于 5 或过碱如

pH 值大于 7.6）都会增加结石的可能性。

2. KUB

在做 IVP 之前，照 KUB 是标准的常规检查（见图 7.2）。但是，KUB 其实并不可靠。它对于结石的诊断也仅能"推定"，特异度小于 70%。大多数的结石（90%），包括钙盐结石在内，在 X 射线上都看不到。在 KUB 上常会和结石搞混的东西有骨盆腔静脉石（phleboliths；和泌尿道结石相比较为圆滑，中心也较透明），腹腔内的淋巴结钙化也容易误导。

3. 超声波

另一种替代的方法是做超声波检查，这样的检查在急诊很方便，而且孕妇也可以做。然而超音波检查对于 5 mm 以下的结石准确度不高，且受操作者的影响很大，在诊断结石方面也只有 64% 的敏感度。但是超声波诊断肾积水（hydronephrosis）的敏感度达 85% ~ 94%，而特异度达 100%。对于有结石病史的患者是一项不错的选择。

4. CT 检查

在某些状况下，尤其是怀疑其他腹部急症的存在时，可以安排 CT 检查。单纯未打药的 CT 检查对结石诊断的敏感度（97%）和特异度（96%）都很高，且最小可侦测到 1 mm 的结石。但是辐射线、显影剂等一般常见的考虑，在安排这类检查时也需要注意。

5. 静脉肾盂造影（Intravenous Pyelography）

这是除了 CT 之外最准确的检查，几乎可以诊断出 96% 的结石。它的辐射量、显影剂的使用都比 CT 来得少很多。禁忌证方面也只有不能使用在对显影剂过敏者一项。一般而言，打药后 5 min 照的 KUB 是最准确的，如果打药后 5 min 只有肾脏显影，那下一张可能要考虑 60 ~ 120 min 后照。在台湾，IVP 通常照 5 min、15 min，斜位及全部的（整体的）4 张。但是，很少会在急诊室直接进行。另外也有人建议，除 CT 重组外，如果在做完对比剂 CT 后直接再去照 KUB，也会有 IVP 的效果，可以辅助评估严重度及结石位置。

尿道结石的住院标准为：严重脱水、无法缓解的疼痛及尿道感染（其余详见表 7.4）。结石阻塞造成尿道感染是泌尿科急症，单纯住院打抗生素是不够的，还需要立即照会泌尿科医师做外科引流。另外，要不要住院和结石的大小没有直接关系。然而大部分的患者，在给予足够的止痛剂，缓解症状后，还是需要安排回泌尿科门诊做后续观察治疗。

表 7.4 住院的适应证

绝对适应证	相对适应证
结石阻塞并感染,无法缓解的恶心/呕吐、需靠静脉注射止痛药止疼痛、尿液自输尿管外露、高钙危象	门诊治疗无法控制的合并证、严重阻塞、白细胞过高、结石的大小、肾脏疾病、社会因素

参考资料

[1] JOHN KAHLER, ANNL., HARWOOD NUSS. Selected urologic problems：specific disoroers－hematuria[M]//JOHN MARX, ROBERT HOCKBERGER, RON WALLS. Rosen's emergency medicine：concepts and clinical practice. USA：Mosby, 2006.

[2] JOHN KAHLER, ANNL., HARWOOD NUSS. Selected urologic problems：specific disoroers－renal calculi[M]//JOHN MARX, ROBERT HOCKBERGER, BON WALLS. Rosen's emergency medicine：concepts and clinical practice. USA：Mosby, 2006.

关键字

●中文　血尿、尿路结石、鉴别诊断、急诊处置、住院标准。

●英文　hematuria, lithangiuria, differential diagnosis, emergency management, admission standards.

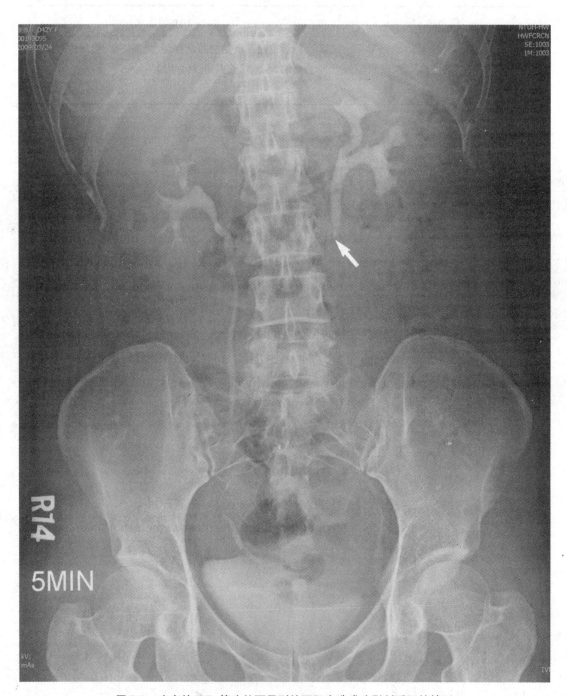

图 7.1　患者的 IVP,箭头处可见到结石阻塞造成头影剂受阻的情形

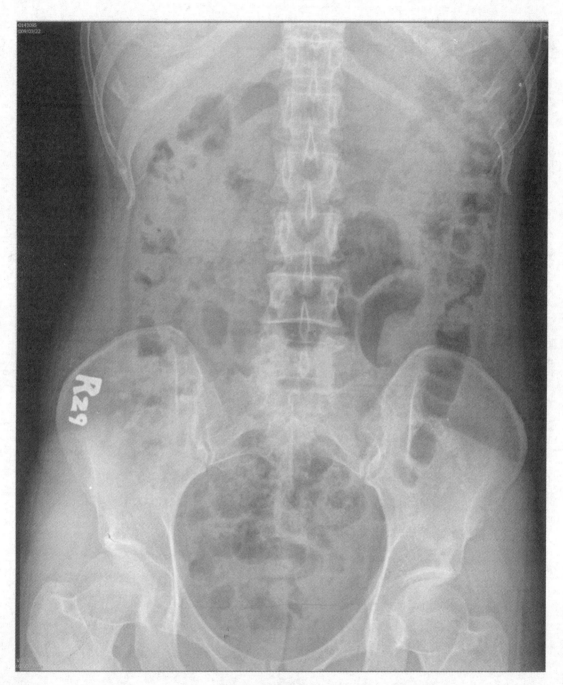

图 7.2　影像检查(KUB)

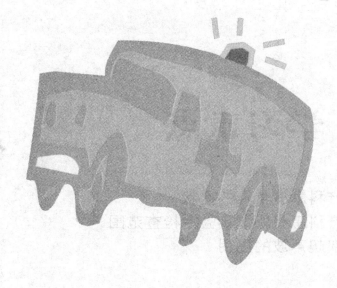

8　女性患者下腹痛

学习重点

★妇产科患者常见的症状
★妇产科患者所需实验室检查范围
★腹部超声波的应用

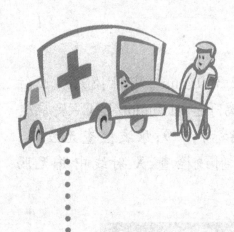

情境案例

主诉

右下腹痛一阵一阵的痛,疼痛持续 1 d 且没有发烧。

病史

患者为 35 岁女性,没有内外科疾病。1 d 前开始有阵发性右下腹痛,并无发烧现象,也无外伤病史。患者妇产科病史:已婚;G0P0(怀孕次数 0,分娩次数 0);LMP(末次月经):2 周前;月经周期/天数:30/4~5、痛经(−)。

物理检查

身体检查发现,血压:115/60 mmHg(15.3/8.0 kPa),脉搏:83 次/min,呼吸:23 次/min,体温:38.8 ℃,血氧饱和度:99%。意识清楚但有痛容。心脏听诊发现其心律呈现规则无杂音。肺部听诊正常。右下腹部有明显压痛但无回弹痛(rebounding pain),无腰(大)肌征或是闭孔肌征出现。骨盆检查显示无抬起痛或是子宫活动触痛;右边子宫附件有触痛并有可触之肿块;阴道分泌物量少、无出血。

实 验 室 检 查

    血中白细胞增生,WBC(白细胞):12 350/mm^3,中性:80%,血红蛋白:121 mg/L,钠离子:135 mmol/L,钾离子:4.1 mmol/L;C-反应蛋白:31 mg/L;PT-INR(凝血功能检验的指标):0.9;尿液检查无发炎;怀孕测试阴性。于是安排了一个腹部 X 射线检查,X 射线中并无肠阻塞或腹腔中游离气体,如图 8.1 所示。

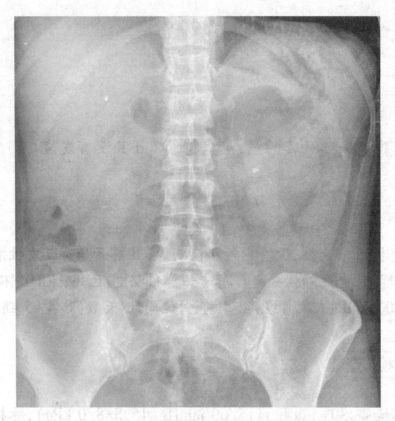

图 8.1　KUB:无局灶性肠梗阻和游离气体,也无明显的不透明区

    阴道超声波发现(如图 8.2 至图 8.6):

·子宫:avfl,7.01×3.89×4.47 cm

·EM:4.6 mm,type I

·LOV:11.4×7.7 cm 低回声囊肿不伴有固体的部分

· ROV:2.7×1.73 cm

· CDS:液体(+)

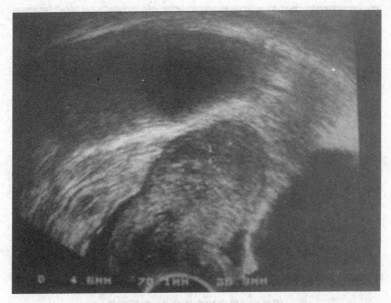

图8.2 阴道超声波检查:子宫纵切面影像

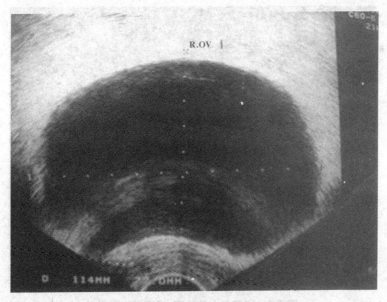

图8.3 阴道超声波检查:右侧卵巢囊肿

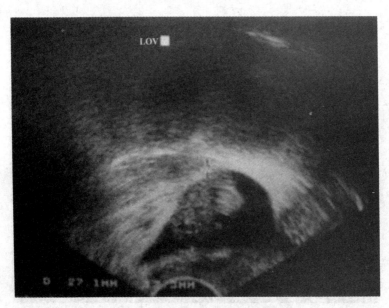

图8.4　阴道超声波检查:左侧卵巢

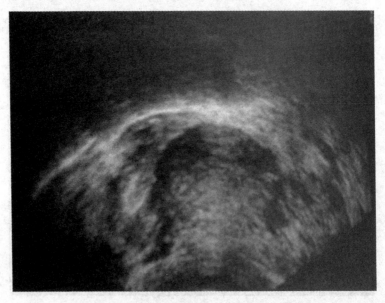

图8.5　阴道超声波检查:子宫横切面影像

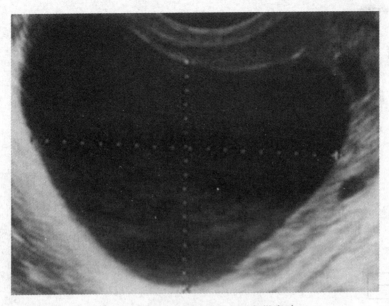

图8.6　阴道超声波复查:右侧卵巢囊肿

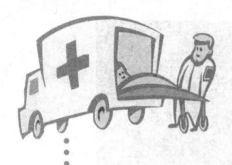

案例讨论

问 题 一

妇科患者常见的主诉有哪些?

讨 论

下腹疼和阴道出血是两大主诉,然而妇女有没有怀孕,其考虑的诊断就会有所不同,因此,要先确认有无怀孕,一旦为怀孕妇女,其在影像学检查和用药方面就要特别小心;另外,急诊科医师还必须思考该妇女是否伴有泌尿系统及肠胃道系统的问题。所以,急诊科医师在育龄妇女的下腹痛及阴道出血方面面临着巨大的挑战。

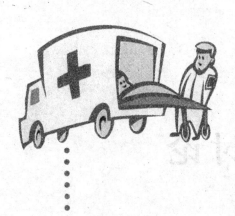

案例讨论

问 题 二

诊断前应先做好什么样的检查工作?

讨 论

验尿及验孕、抽血验血细胞计数(CBC)是主要两个检验项目,这两项检验提供了大部分讯息,而妇产科医师接下来的 PV 和超声波几乎可让诊断确立。

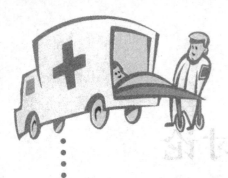

案例讨论

问 题 三

如何鉴别诊断妇女下腹痛的问题(妊娠试验阳性)?

讨 论

首先确立妇女没有怀孕后,下腹痛的鉴别诊断:

1. PID,阴道炎,宫颈炎,子宫内膜炎,输卵管卵巢脓肿,TOA

(1)上述诊断其实只是发展的部位和感染严重程度的不同。

(2)病原体:淋病,衣原体,支原体,葡萄球菌,链球菌,埃希大肠杆菌,变形杆菌,厌氧菌。

(3)一般用方案 A: 头孢美唑+四环素。

　　 TOA 用方案 B: 庆大霉素+克林霉素。

(4)若是真菌感染:阴道排出少但会痒。

2. 经间痛(经期中间痛)

痉挛性痛后就钝痛,之后减缓,大约痛 1 d。

3. 附件扭转

(1)肿痛要大约 6cm 才会扭转,最常见的是卵巢畸胎瘤。

(2)痛的方式是一阵一阵,与身体姿势有关,表示扭转的松紧程序。

(3)血中白细胞会稍微升高。

4. 子宫内膜异位症, 巧克力囊肿, 子宫内膜瘤, 子宫腺肌瘤

(1)其实指的都是同一个东西, 在卵巢称巧克力囊肿。

(2)在其他地方, 如子宫、腹膜、输卵管, 没有形成囊肿称子宫内膜异位症, 有形成囊肿称子宫内膜瘤。

(3)在子宫肌肉层称子宫腺肌瘤。

(4)只有在月经时, 才会有下腹痛。

5. 肌瘤扭转或退行性变

(1)肌瘤包括:黏膜肌瘤,壁内肌瘤,浆膜肌瘤。

(2)黏膜肌瘤会造成月经过多(大出血)。

(3)壁内肌瘤最常见。

(4)浆膜肌瘤如果有个蒂(其实少见),会扭转。

(5)肌瘤最常见的退行性变是钙化(老化);而怀孕时形成红色变性(肌瘤充血),也会痛,会被误以为早产阵痛。

6. 黄体破裂

(1)性交后痛。

(2)因为会造成血性腹膜炎,血水会跑,本来下腹痛,后来上腹痛,诊断主要取决于病史,超声波看到腹水,则可确立诊断。

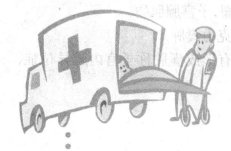

案例讨论

问 题 四

如何用腹部超声波来诊断卵巢肿瘤？

讨 论

首先必须请该患者憋尿，因为憋完尿之后，膀胱和生殖系统的对比就会产生，而以解剖学来说，膀胱的后面就是子宫，子宫的两侧即为卵巢，如图8.7所示，确定了子宫的位置后，往两边扫描就可以找到卵巢了。一般要看有无卵巢肿瘤，可运用此方法，而正常卵巢的大小是小于3cm，一旦大于3cm应该可以很容易找到。

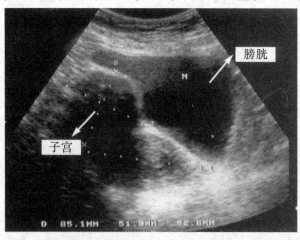

图 8.7　以腹部超声波检查卵巢肿瘤

参 考 资 料

［1］BRANDON. J. B, AMY E. H. Infections of the genital tract［M］//JESSICA L. BIENSTOCK. The Johns Hopkins manual of gynecology and obsterics. 2rd ed. USA：Lippincott Williams & wilkins,2003.

［2］BRANDON. J. B, AMY E. H. Chronic pelvic pain［M］// JESSICA L. BIENSTOCK. The Johns Hopkins manual of gynecology and obsterics. 2rd ed. USA：Lippincott Williams & wilkins,2003.

［3］J. E. TINTINALLI. Abdominal and pelvic pain in non－pregnant patient［J］. Emergency medicine journal,2003(102):653－657.

［4］郑丞杰. 妇产科超声波学［M］. 台北:艺轩图书出版社,2007.

关 键 字

●中文　右下腹痛、下腹痛鉴别诊断、卵巢扭转、腹部超声波、验孕。

●英文　right low abdominal pain,low abdominal pain differential diagnosis, ovarian torsion,trans－abdominal ultrasound,pregnant tests.

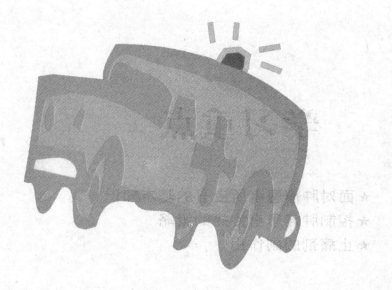

9　慢性疼痛

学习重点

★ 面对肿瘤患者所应有的基本知识
★ 控制肿瘤患者疼痛的策略
★ 止痛剂的副作用

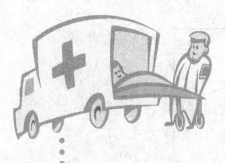

情境案例

2 h 前开始下背痛加重合并大腿内侧疼痛。

病 史

一位 65 岁女性患者,患有子宫颈癌(Ⅱ$_b$ 期),曾经接受过根除式子宫全部切除手术(radical hysterectomy),也接受过放射线治疗(化疗);此外,她还有糖尿病、高血压,长期服药控制中。

物 理 检 查

身体检查发现,血压:168/88 mmHg(22.3/11.7 kPa),呼吸:25 次/min,脉搏:95 次/min,血氧饱和度:94%,空腹血糖:1.7 gm/L,意识清醒但有病容。腹部柔软无触痛,昏迷指数:E3M6V4,神经学检查如图 9.1 所示。

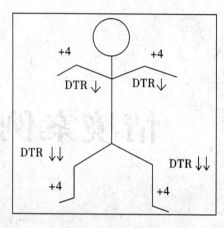

图9.1　神经学检查

实 验 室 检 查

血中白细胞无增生,血红蛋白:113 mg/L,钙离>105 mg/L;血液 pH 值为 7.382。胸部 X 射线检查无异常。心电图:窦性心律伴短 QT 间期,于是安排了一个腹部 X 射线检查,并无肠阻塞或腹腔中游离气体。脊柱左侧位 X 射线及核磁共振扫描(MRI)检查结果如图 9.2 所示。

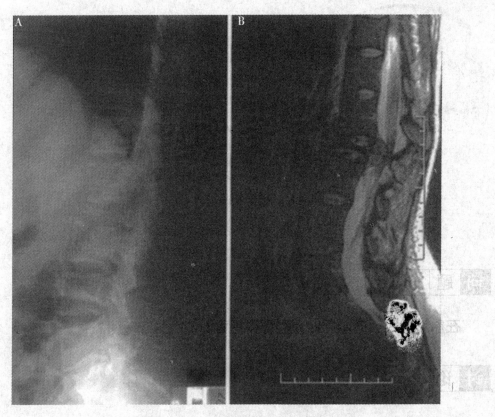

图9.2　脊柱左侧位 X 射线及核磁共振扫描(MRI)

检查结果:

(A)腰部侧位 X 射线显示:L2 椎体萎陷。脊髓腔是滞受累尚不清楚。

(B)MRT(矢状面)T2 加权显示:脊髓远侧严重受压,此与硬膜外离转移和病硬性压缩骨折有关。

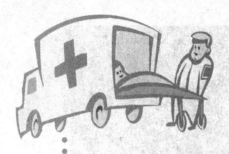

案例讨论

在急诊室我们该如何处置肿瘤科患者?

讨 论

在急诊室首先还是要评估患者的 A、B、C、D,分别为:气道通畅、呼吸、循环、无能力(伤残)(意识水平),于 A、B、C、D 稳定之后就是要考虑是否有肿瘤急症发生,采取此一原则之后,才能免除一些疏忽,其内容如下:

1. 与肿瘤局部影响相关的症状

(1)病理性骨折。

(2)急性脊髓压迫。

(3)上呼吸道阻塞。

(4)恶性心包积液伴心脏压塞。

(5)上腔静脉综合征。

2. 肿瘤相关生化异常

(1)高钙血症。

(2)抗利尿激素分泌失调综合征(SIADH),低钠血症。

(3)肾上腺功能不全。

(4)肿瘤溶解综合征(TLS)。

3.肿瘤相关血液异常

(1)粒细胞生成减少和感染。

(2)高血黏综合征。

(3)血栓栓塞。

4.肿瘤治疗相关(Related to therapy)

(1)化疗诱发恶心和呕吐。

(2)疾病控制。

(3)系统急症治疗。

(4)肾及泌尿系综合征。

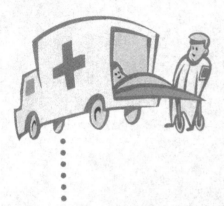

案例讨论

2 纠正相关血流量。
(1)筛选器生成抑制剂和疾病
(2)流血与泌尿道
(3)肝脾肿大。
4 抑制治疗方法(Bridged to therapy)
(1)抗肿瘤及免疫
(2)放射性医治
(3)系统综合治疗
(4)骨及脑系统合征。

问 题 二

在急诊室,我们应如何控制肿瘤患者的疼痛?

讨 论

首先我们必须认识肿瘤科患者疼痛的真正面目是慢性疼痛,而不是急诊室常见的急性疼痛。因之,哌替啶和吗啡在这里的角色就必须要谨慎用之。一般而言,在急诊室我们面对肿瘤患者疼痛给药的原则仍然延续肿瘤科的策略,那就是阶梯式(见图9.3),我们应该查询患者目前所处的用药阶段,而非不用心的给予一针吗啡或派替啶,这样不仅加速患者进入到下一个阶段,而且也加速患者对于针剂的耐受性和加量。

何谓阶梯式?步骤一是采取非吗啡类止痛药[包括:醋氨酚,NSAIDs],二是采取弱吗啡类的止痛药[包括:可待因,氢可酮(可待因衍生物),丙氧吩],三是采取强效的吗啡类止痛药,另外再遵循尽量用口服的方式,除非患者无法口服,否则切忌尝试注射,并搭配经皮吸收剂型(如:芬太尼贴膏),或是经由舌下黏膜吸收型(舌下黏膜吸收剂例如:盐酸丁丙诺啡舌下片),以及避免使用具有兴奋倾向的药品,而哌替啶不应使用在慢性治疗癌症疼痛上。再者,定时给予:如 Q4H、Q6H,不要 PRN 给;最后再配合辅助性的药品以减轻药物的副作用,并且弥补其疗效的不足之处。例如使用抗抑郁药、抗焦虑药,或是类固醇激素等辅助神经病变疼痛;使用二磷酸酯及降钙素来治疗骨头转移的疼痛;或使用缓泻剂来缓解吗啡类用药所引起的便秘,等等。对于不适合口服的患者或是口服已达高度耐受阶段必须进入注射阶段,就必须照会麻醉科医师,施行"经静脉患者自动控制式止痛"或是"脊椎硬膜上注射吗啡"。

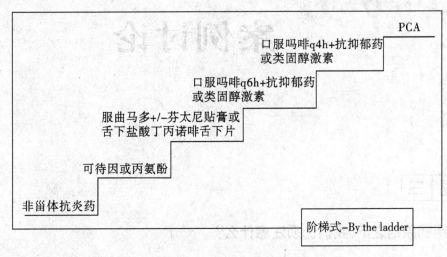

图9.3 阶梯式给药

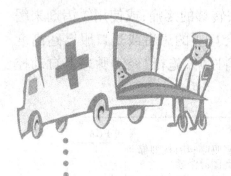

案例讨论

在用药原则之下,我们仍须注意什么?

讨 论

　　在急诊室,药物治疗算是在治疗中最重要的一环,急诊科医师除了要了解他所使用的药物的药理机制之外,还要掌握药物的副作用。这句话当然也适用于其他科别的医师,甚至对于药物交互作用也要能够有所熟悉。

　　在非鸦片类止痛剂方面,大家所了解的酯氨酚的副作用是肝毒性,在使用酯氨酚时,除了留意患者本身肝指数之外,亦应避免使用在酒瘾患者身上,这是我们应注意且能注意的。而 NSAIDs 副作用包括有:出血,大部分的 NSAIDs 会干扰血小板凝集的功能,而此一干扰凝集的半衰期为 2 d;胃及十二指肠溃疡亦为一常见的副作用;肾毒性,对于肾功能不全的患者应特别注意,否则将造成急性肾衰竭,导致无可挽回的结局。

　　在鸦片类止痛剂方面,先前所提到阶梯式给药策略就是为了要避免药物依赖(dependence),包括:身体及精神上依赖(physical dependence and psychological dependence,所谓的加剂量);首先,大家所熟知的吗啡中毒所造成的症状是两眼瞳孔缩小(针状瞳孔,若是单眼针状瞳孔就要怀疑是霍纳综合征)、呼吸抑制、昏迷,两眼针状瞳孔其实是非常特别的征候,会造成两眼针状瞳孔的药物中毒还有胆碱能制剂及可乐啶制剂中毒,但这两者都不如吗啡中毒常见,所以在急诊室遇到昏迷的患者,一定要检查瞳孔的道理就在于此;其次是常见的便秘、呕吐。最后,对于肿瘤科患者且肾功能不全的患者,在采用鸦片类止痛剂时均应减量,以哌替啶为例,它用在肾功能不全的患者时,会形成急性肾衰竭;而曲吗多及可待因用在肾功能不全的患者身上,会造成患者抽搐,不可不慎。

参 考 资 料

[1] JUDITHE. TINTINALLI, GABOR D. KELEN, J. STEPHAN STAPCZ YNSKI. Emergency medicine manual[M]. Ohio:MC graw-hill professional,2003.
[2] MARY J. MYCEK. Lippincott's illustrated reviews:pharmacology. 3rd ed. USA:Lippincott willams & wilkins,2004 .

关 键 字

●中文　肿瘤科疼痛、下背痛、吗啡类、针孔状瞳孔。

●英文　on cology department of pain,lower back pain,morphine class,pinhole of the pupil.

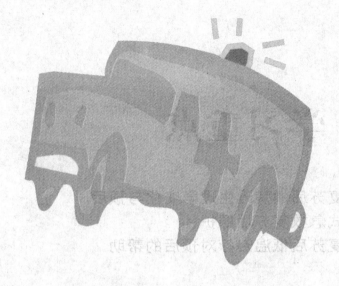

10 急救复苏后照护

学习重点

★急救复苏后的病理生理学变化与预后
★成套式急救复苏后照护
★急救复苏后低温治疗对预后的帮助

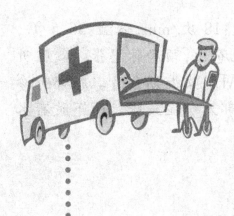

情境案例

主诉

30 min 前在家里抱怨胸痛、冒冷汗后突然间倒下，丧失意识。

病史

患者为 45 岁男性，过去有糖尿病史但无规则服药，一天抽 2 包烟。119 救护人员到达现场时，使用自动电击器（automated external defibrillator，AED）而患者呈现心室颤动（ventricular fibrillation；VF），经给予一次电击与持续心肺复苏术之后，患者被送到急诊室。患者送达急诊室时尚未恢复自发性呼吸以及循环，心电图依然呈现 VF。经过给予气管内插管通气，静脉给予肾上腺素（epinephrine）以及 2 次电击之后，患者于到达急诊 10 min 之后恢复其自发性循环（return of spontaneous circulation；ROSC）。

物理检查

患者恢复自发性循环之后，身体检查发现，血压：120/50 mmHg

(16.0/6.7 kPa),脉搏:106 次/min,呼吸:18 次/min,体温:36.5 ℃,血氧饱和度:100%。意识不清,结膜并无苍白,颈静脉怒张。心脏听诊发现其心律呈现规则,并于心尖有Ⅲ/Ⅵ级收缩期杂音。肺部听诊发现两侧下肺叶于吸气时有湿啰音。腹部无明显鼓胀。两下肢有水肿的现象。

实 验 室 检 查

患者急救时的动脉血气分析 pH 值为 7.15,PCO_2:68 mmHg (9.0 kPa)、PO_2:60 mmHg(8.0 kPa)、HCO_3':19 mmol/L、BE:-4 mmol/L。白细胞:9 800/mm^3、血红蛋白 130 g/L、BUN:230 mg/L、血清肌酐 9 mg/L。电解质浓度分别是钠离子:136 mmol/L,钾离子:5.6 mmol/L。CK:658 IU/L、CK-MB:98 IU/L、Tn-I:3.45 μg/L,心电图呈现窦性心搏过速,并有 V3-6 与 I & aVL ST 段上升的现象。

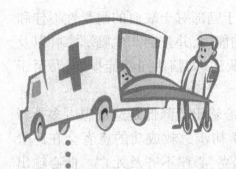

案例讨论

问题 一

患者恢复自发性循环之后,后续可能出现的病情如何变化的?

讨 论

心肺复苏急救治疗已发展了40年,成功恢复自发性循环的机会改善了50%~70%,然而突发性心跳停止患者的整体存活率依然偏低,平均存活率小于5%,而其中得以保存完整的神经学功能而出院的患者不及1%。虽然经过初步急救后,患者的血行动力指数得以恢复,但是在急救过程中所产生的缺血再灌注伤害,以及所引起一连串的细胞凋亡和细胞激素的释放,会加速心脏血管及脑部功能的恶化,引发复苏后症候群(post-cardiac arrest syndrome),进而在短期内导致多重器官衰竭及死亡,如图10.1所示。

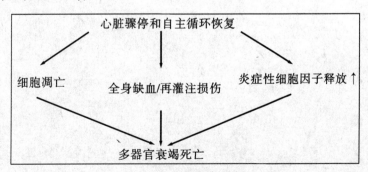

图10.1 心跳停止复苏后的病生理变化

109

复苏后症候群中的脑部功能损伤主要是由于脑部对于缺血的耐受性不佳和再灌流的伤害所造成,脑部血流丧失自我调控的能力,并且会产生脑部水肿以及脑细胞坏死的情形。患者后续常会有癫痫、肌跃症、大脑认知功能损伤,乃至于脑死的情况。

而复苏后症候群中的急性心脏功能损伤及心输出量降低是造成患者多重器官衰竭及死亡最重要的因素。临床上约有50%初步急救成功的患者会在此阶段因过低的心输出量及组织灌流不足而引发休克、心律不齐及死亡。低心输出量的状态也会使急救过程中受损的大脑功能无法恢复并持续的恶化,进而影响患者长期的意识状态及预后。

复苏后症候群中的心脏功能损伤对于升压剂的反应效果良好,除了冠状动脉疾病所引发的心跳停止之外,患者复苏后其心脏冠状动脉并没有发现阻塞的情形。复苏后的心脏功能损伤肇因于诸多因素,包含有疾病本身的伤害、缺血以及再灌流的伤害还有心肺复苏急救所带来的伤害。

除了脑部与心脏的损伤之外,心跳停止可视为最严重的休克。即使是在施行心肺复苏术的时候,身体的各个器官也只能获得极少的灌流;再加上所引发的一连串免疫反应以及凝血反应,患者会有发烧、高低血糖和血行动力学不稳等和败血症极为相似的表现,因此也被称为"似败血症疾病(sepsis-like disease)"。

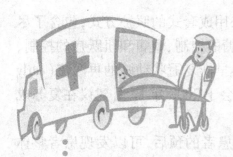

案例讨论

问 题 二

对于此患者接下来的医疗照护,应如何采取处置措施?

讨 论

国际复苏协调委员会(international liaison committee on resuscitation)在2008年建议将急救复苏后的照护分为5个阶段,分别是:立即(即刻)、早期、中期、恢复(复原)期、康复期。其彼此之间时间上大约的区隔,如图10.2所示。

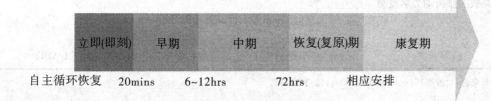

立即(即刻)	早期	中期	恢复(复原)期	康复期
自主循环恢复	20mins	6~12hrs	72hrs	相应安排

图10.2 急救复苏后照护的分期

在前3个阶段与恢复期阶段的早期,医疗照护的主要目标是减少心跳停止所造成的更进一步的伤害以及器官功能的维持。而恢复期阶段的晚期与康复期阶段则是着重于康复。另外,不管在哪个阶段都要尽力去预防心跳停止的再次发生。对于心跳停止急救成功后的照护,目前采用成套式的照护方式,包含了尽早稳定血行动力学、提高血液中的氧气浓度、血糖的控制、癫痫和肌跃症的控制、体温的控制(低温治疗)以及在 STEMI 的患者尽早恢复冠状动脉的再灌流(early coronary reperfusion),等等。国际复苏协调委员会于 2008 年 12 月建议在复苏成功早期所需要的严密监测措施,如表 10.1 所示。

比较世界各地采用成套式的照护方式前后患者的预后,可以发现患者整体的存活率明显的提高,神经学上的预后也有明显改善。

表 10.1　复苏成功早期的监测

监测项目	监测内容
动脉导管监测	通过脉搏血氧化监测血氧饱和度
	连续心电监测
	中心静脉压
	自主循环
	体温(膀胱、食管)监测
	尿量
	动脉血气分析
	血清乳酸
	血糖,电解质,血细胞计数和全血标本
	胸部 X 射线
更高级的血流动力学监测	超声波心动图
	心排出量监测(非侵入性或肺动脉导管)
脑部监测	脑电力(根据适应证/连续监测):早期确定癫痫和治疗 CT/MRT

资料来源:血液循环(circulation).2008;118:2452-83.

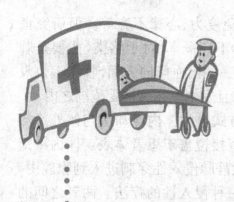

案例讨论

问 题 三

对于急救复苏之后的患者,目前可采用改善预后的治疗方法有哪些?

讨 论

在 20 世纪 50 年代,对于心脏停止、脑部创伤和一些心脏或是脑部的手术,开始尝试使用低温治疗;只可惜因为仪器的未臻理想(还没有达到理想的状态),也对冰冻技术的基础生理变化研究不够,30 ℃的低温在人体运用上产生了很多的副作用。然而在 20 世纪 90 年代初期的动物实验上却发现,低温治疗在心跳停止的动物的神经以及循环系统的保护上,产生了惊人的效果。

在 2002 年的新英格兰杂志(NEJM)上,学者 Bernard 发表在人体上使用 32 ℃~34 ℃的低温治疗,有效地改善了心脏停止之后的神经系统以及心脏循环的预后。目前,在心脏停止恢复自发性循环后的低温治疗已被证实可以改善到院前心室颤动及心跳停止患者的神经学预后与存活率。国际心肺复苏联盟及 2005 年美国心脏学会(american heart association)所发表心肺复苏急救的治疗指引亦推荐低温治疗为心跳停止患者值得实行的复苏后有效治疗方式:对于院外心脏停止的成年患者,急救恢复循环后,应给予 32 ℃~34 ℃为时 12~24 h 的低体温治疗;对于心室颤动(ventricular fibrillation)造成的院外心脏停止位阶是Ⅱa(Class Ⅱa),其他心律是Ⅱb(Class Ⅱb)。

虽然低温治疗存在若干并发症,例如降低免疫力、心律不齐等。但研究证实,32 ℃~34 ℃并不会增加额外的致命性心律不齐概率,对于感染(主要是肺炎)的控制方面,也没有大幅度增加。而产生的一些出血倾向方面,临床上也没有实际造成患者的危险。其并发症大多可控制,且发生率在可接受范围之内。

　　目前,市面上低温疗法的设备可依据使用方式分为体内冷却法与体外冷却法。传统的体外冷却法是透过使用冰枕、冰毯直接覆盖于患者体表。体内冷却法的原理是以仪器连接一条导管,从腹股沟的大静脉侵入性穿刺进入到腹腔内,透过计算机控制来升高或降低患者的体温,为一种侵入性的疗法。两者之间的比较如表10.2 所示。

表10.2　体外冷却法与体内冷却法的比较

	体外冷却法	体内冷却法
温度控制方式	非侵入性	侵入性
降温速度	慢	快
副作用及危险性	低	高
操作难易度	简单	困难

参考资料

[1]NEUMAR R W,NOLAN J P,ADRIE C,et al. Post-cardiac arrest syndrome:Epidemiology,pathophysiology,treatment and prognostication[J]. Circulation,2008(118):2452-2483.

[2] ANON.2005 American heart association guidelines for cardiopulmonary resuscitation and emergency cardiovascular care[J].Circulation,2005(112):84-88.

关键字

　　●中文　心跳停止、心肺复苏术、复苏后症候群、预后、低温疗法。

　　●英文　cardiac arrest, cardiopulmonary resuscitation, recovery after syndrome, prognosis,therapeutic hypothermia.

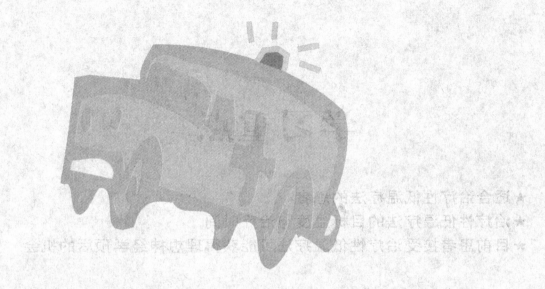

11 低温治疗

学习重点

★适合治疗性低温疗法的患者
★治疗性低温疗法的目标温度与治疗时间
★目前患者接受治疗性低温疗法可能获得理想神经学预后的机会

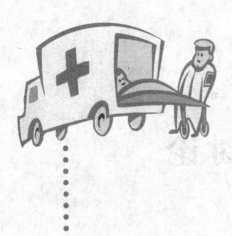

情境案例

一位 50 岁男性银行总经理在法院出庭应讯时突然胸痛数分钟并猝死,法警于现场施予心肺复苏术约 10 min 后,另一名法警携来体外自动去颤器经分析后给予一次去颤电击,119 救护人员约于该次去颤后 3 min 抵达患者旁,又施予第二次去颤电击,并继续施行心肺复苏术及送往医院,约 8 min 后患者被送达某急救复苏中心。送抵医院后,经第三次去颤与持续心肺复苏,于 3 min 后患者恢复自发性循环与颈动脉脉搏,意识仍呈深度昏迷。

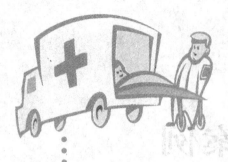

案例讨论

问 题 一

对于此患者,若希望增加其未来神经学功能存活与预后,应考虑施行何种治疗?

讨 论

低温治疗(mild therapeutic hypothermia,32 ℃ ~ 34 ℃),是目前唯一经临床随机控制试验(randomized controlled trial;RCT)研究显示可改善心跳停止患者神经学功能预后的治疗。对于经急救复苏成功的患者进行低温治疗,依目前较好的成果数据显示,约每6个接受治疗的患者中,可能有一位的神经学功能有机会良好地存留下来。

低温治疗经由减低大脑代谢率、减少组织再灌流的免疫反应、减少氧化自由基形成、抑制刺激性氨基酸释放、抑制细胞凋亡等机制,可以保护缺血后的大脑,减少伤害的程度。对于可能的副作用例如感染等,应注意其发生并适时加以控制。

对于心跳停止患者,低温治疗是目前被认为相对安全而且有效的治疗,即使是血行动力学不稳或是需接受心导管治疗的患者亦然。依据目前国际急救复苏委会(international liaison committee on resuscitation;ILCOR)建议,对于有回复自发性循环(spontaneous circulation)而尚未回复意识(unconsciousness)的到院前心室纤维颤动心跳停止（out-of-hospital ventricular fibrillation cardiac arrest）的成人患者，建议进行低温治疗。

关于低温治疗施行的方式，一般可分为体表面降温与侵入性降温两大类。目前体表面降温方式有很多种，包括冰块包降温，膨冰气式降温，水流式冰包毯降温，浸冰水扰流式降温，冰与石墨混合板降温，鼻咽腔喷洒降温等多种不同方式，各有其不同的降温速度与适用情形。

而国际相关医疗科技仪器公司对于此项重要且具前瞻性的复苏新技术相关仪器，仍在不断地进行改良与研发当中；其中，冰与石墨混合板降温，及鼻咽腔喷洒降温等方式，因不需要额外的动力供应，原则上较适合于到院前紧急医疗救护的临床应用。

侵入性降温方式则包括给予冰降温的静脉滴注，或是大静脉内留置冷导管式降温等。虽然后者降温的速度较快，但是大静脉内留置冷导管降温因需经股静脉穿刺将导管放置于下腔静脉处，故于临床使用上有其较复杂的技术与适用场所限制。而给予以冰降温的静脉滴注，则相对容易而且较无适用场所的限制，所以可实用于到院前紧急医疗救护施行。

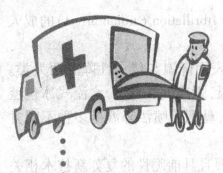

案例讨论

问题 二

哪些患者适合低温治疗,禁忌证有哪些? 目标温度与治疗时间是多少? 可能发生的并发症与副作用有哪些? 目前的成果能获得良好神经学预后的机会约有多少?

讨 论

表11.1 说明目前临床证据资料有关低温治疗的实用要点。

表11.1 低温治疗的实用要点

适应、禁忌与选取方式	辨别情况与采取措施
适合低温治疗的患者	·回复自发性循环而尚未回复意识地到院前心室纤维颤动心跳停止的患者
	·非 VF 患者或是医院内的心跳停止患者也可以考虑施行
低温疗法的禁忌证	·严重创伤或出血
	·临终患者
	·出血倾向或凝血功能异常者
低温治疗的目标温度与持续时间	·目标温度为 32 ℃ ~ 34 ℃
	·达到目标温度后,持续目标温度达 24 h

续表 11.1

适应、禁忌与选取方式	辨别情况与采取措施
低温治疗的方式	· 以 30 mL/kg 输液量的低温林格氏液,经由大管径静脉通路,辅以加压袋方式给予。对于肺水肿或重度左心室射出功能不全的患者则不适宜 · 结合低温仪器维持低温温度,目前有多种低温仪器可供选择
目标温度的测量方式	· 应采中心温度探测器测量温度,例如食道、血管内、膀胱温度等 · 肛温或耳鼓膜温则并不适宜
低温治疗与 ST 节段上升的急性心肌梗死	· 数个研究显示,低温治疗结合第一时间紧急心导管冠状动脉介入治疗术是适宜的治疗方式 · 心导管介入术期间需注意给予连续性的体温监测
低温治疗可能发生的并发症与副作用	· 心搏过慢 · 可能影响免疫系统与电解质,包括高血钠、低血钾、低血镁、低血磷、低血钙等,故应监测感染症与电解质异常 · 影响药物的作用与代谢率 · 颤抖,而肌麻痹剂可预防与减低颤抖情形 · 可能并发心律不齐,或是出血。但是目前研究并没有证据显示会增加严重心律不齐或是严重出血的并发症概率 · 即使是血行动力学不稳的患者亦可接受低温疗法,并可能增益其预后
再回温的处置方式	· 避免太快速回温,目前对于回温的控制,原则上约以每小时增高 0.4 ℃处理 · 维持正常体温(36.5 ℃ ~37.5 ℃)达 72 h
治疗多少心跳停止患者,才可能增加一位神经学理想预后的存活患者?	· 约每 6 位接受治疗的患者,可能有 1 位可获得理想的神经学预后(目前依不同的研究报告显示,约每 4 ~13 位可获得 1 位)

参考资料

[1] SAGALYNE, BAND R A, GAIESKI D F, et al. Therapeutic hypothermia after cardiac arrest in clinical practice:review and compilation of recent experiences [J]. Crit care,2009,7(37):223-226.

[2] JANATA A, HOLZERM. Hypothermia after cardiac arrest [J]. Prog cardiovasc

dis,2009,52(2):168-179.

关键字

● 中文　低温治疗、心肺复苏、心跳停止。
● 英文　therapeutic hypothermia, cardio-pulmonary resuscitation, cardiac arrest.

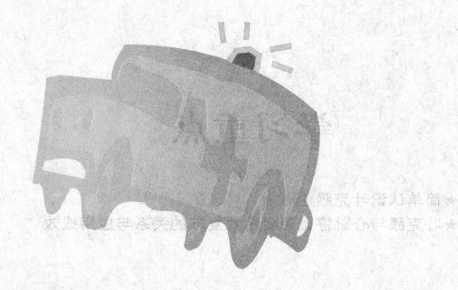

12 心肺复苏急救
—— 叶克膜治疗

学习重点

★简单认识叶克膜
★叶克膜与心跳停止患者急救复苏的关系与应用成效

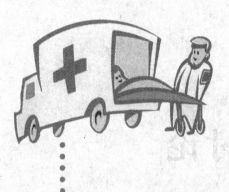

情境案例

台北市高级救护队 EMT-P 与一般救护队 EMT-Ⅱ 于接案后 4 min 几乎同时到达现场,目前该小组刚把一位有目击者目击倒下且有旁观者 CPR(cardiopulmonary resuscitation)的 25 岁 VF(ventricular fibrillation)男性患者以 AED(automated external defibrillator)去颤成功,心电图监视器有成形的 QRS 波,脉搏:40 次/min,判定为 PEA,该 EMT-P 助手现在该指挥小组队员做哪些事? 若现场 3 min 内有一家中级急救责任医院,无低温治疗仪器也无叶克膜,而 6 min 左右有另一家中级医院可提供低温治疗仪器与叶克膜救治,该助手要如何指挥选择后送医院?

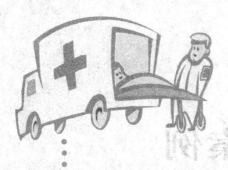

案例讨论

叶克膜为何?

讨 论

　　叶克膜结合心肺复苏术（cardiopulmonary resuscitation；CPR）的应用成果（称为 E-CPR）改变了过去对于猝发性心跳停止患者有关死亡预后的认知，有效提升了此类患者的存活率。对于心跳停止患者，有效的叶克膜结合心肺复苏术急救，需依赖高效率与高质量的心肺复苏、复苏团队合作与适应患者的选择。

　　叶克膜为体外膜氧合（extracorporeal membrane oxygenation）的英文缩写为 ECMO，也称体外维生系统（extracorporeal life support；ECLS），原理为将静脉血以侵入性机器介入方式引流至体外，经气体交换，再送回动脉（veno-arterial；V-A）或静脉（veno-venous；V-V），此引流与送回为密闭系统。

　　一般而言，VV-ECMO 只取代肺脏气体交换的功能，对心脏的循环没有帮助，因此只用在肺部疾病。VA-ECMO 将静脉血经气体交换后回到患者动脉，因此可同时支持心肺功能，可用于心衰竭或肺衰竭的患者。ECMO 对心脏而言，可增加组织灌流改善循环，减轻心脏工作量，对于急性心肺衰竭患者，可暂时支持患者的生理需求以等待心肺功能恢复，或等待接受心肺移植，故叶克膜只能争取时间，其本身并无法治愈疾病。

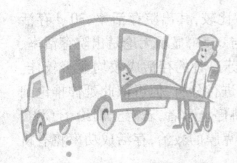

案例讨论

问 题 二

叶克膜对于心跳停止患者急救复苏的表现有哪些?

讨 论

叶克膜结合传统心肺复苏于心跳停止患者的急救复苏如下。

1. 叶克膜应用于成人心跳停止患者

依据 2009 年美国人工器官学会期刊针对 1990—2007 年英语文献大规模回顾分析的结果报告,应用叶克膜于成人心跳停止患者进行复苏急救的文献超过 141 篇,其中包含 11 个临床序列性研究,在 135 名患者中,总出院存活率(total discharge survival)为 40%,最多的疾病为急性心肌梗死(46 名急性心肌梗死/135 名患者)。而相对于 17~41 岁的年轻患者群,41~56 岁患者群的死亡机会比为 2.9 倍,67 岁以上患者群的死亡机会比则可达 3.4 倍。而对于 CPR 时间低于 30 min 内就开始结合叶克膜复苏的患者群,相较于 CPR 已超过 30 min 后还未开始叶克膜复苏的患者群,其存活率是 1.9 倍。

2. 医院内心跳停止且经 10 min CPR 后的成人患者

依据台大医院 2008 年发表于国际期刊的报告,对于发生于医院内心跳停止且经过 10 min CPR 后的成人患者是否再加以叶克膜复苏的研究,其中对 172 名院内心跳停止且经 10 min CPR 的患者的配对研究显示,将只接受传统 CPR 与

ACLS 复苏的患者,与有接受叶克膜复苏的患者比较,其出院存活率、30 d 存活率、与 1 年存活率的风险比分别为 0.51、0.47 与 0.53,显示无论是出院存活率、30 d 存活率或是 1 年存活率,有接受叶克膜复苏患者的存活成效均显著较佳。此研究虽然不是专门针对到院前心跳停止患者进行分析,但可依此延伸推论到院前紧急医疗救护的情况,对于有目击者的心跳停止患者,若有立即给予 CPR,且能在短时间内有适宜的送医环境辅助加以叶克膜的救治,存活成功率将有机会提升。

3.18 岁以下小孩患者

另对于 18 岁以下的小孩患者,因个案数较少,缺乏只针对到院前心跳停止病童结合叶克膜于传统 CPR 的成果报告。若以医院内 CPR 复苏的经验来看,根据台大医院 2000—2006 年病案的经验报告,共 64 例的小孩患者接受了叶克膜结合 CPR,或是在传统 CPR 成功后 24 h 内辅以叶克膜的复苏急救。其中,有 25% 的小孩患者可存活出院,并且有 17.8% 的小孩患者可拥有良好的神经学功能预后。

因此,结合以上相关研究结果显示,对于心跳停止患者,若要有效提升其存活率,在结合叶克膜复苏前,应尽早给予有效的心肺复苏(CPR),包括旁观者 CPR 及持续的紧急救护技术员 CPR,并且应将有机会成功复苏的适宜患者,尽早送往有叶克膜治疗技术的复苏中心,特别是对于相对年轻且有目击者目击倒下的患者,更应注意前述各个复苏环节的结合,将有机会获得良好的存活与预后。

参考资料

[1] CAROARELLI M G,YOUNG A J,GRIFFITH B. Use of extracorporeal membrane oxygenation for adults in cardiac arrest(ECPR):a meta-analysis of observational studies[J]. ASAIO journal,2009,55(6):581-586.

[2] CHEN Y S,LIN J W,YU HY,et al. Cardiopulmonary resuscitation with assisted extracorporeal life-support versus conventional cardiopulmonary resuscitation in adults with in-hospital cardiac arrest: an observational study and propensity analysis[J]. The Lancet,2008,372(9638):554-561.

[3] WU E T,LI M J,HUANG S C,et al. Survey of outcome of CPR in pediaric in-hospital cardiac arrest in a medical center in TaiWan[J]. Resuscitation,2009,80(4):443-448.

关 键 字

●中文 叶克膜、心肺复苏、心跳停止。

●英文 extracorporeal membrance oxygenation（ECMO）, cardio-pulmonary re-suscitation, cardiac arrest.

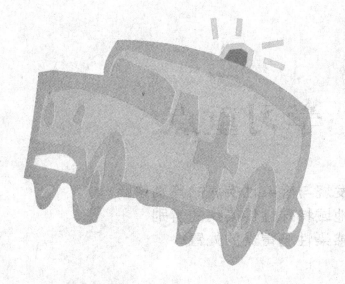

13　发烧与腹泻

学习重点

★ 发烧与感染性疾病的鉴别诊断
★ 地域特殊性传染病的辨别
★ 感染性肠胃炎的处置

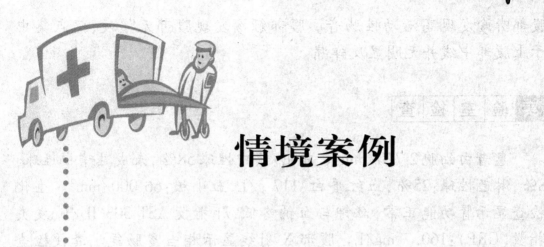

情境案例

主诉

一名24岁女性患者,从3 d前开始发烧与腹泻。

病史

患者为24岁女性印度尼西亚帮佣,先前无特殊病史,2周前刚自印度尼西亚来台湾工作。3 d前开始发高烧与水泻,一天约3~4次并伴随着间歇性上腹痛,未有呕吐现象。发病当天曾到急诊室就诊,但物理检查与实验室检查未发现异常,因此以急性肠胃炎接受口服药治疗,然而3 d来,腹泻与发烧并未明显改善,食欲并明显降低,于是再次来到急诊室求助。

物理检查

身体检查发现,血压:117/75mmHg(15.6/10.0 kPa),脉搏:115次/min,呼吸:20次/min,体温:39.2 ℃,血氧饱和度99%。患者意识清楚,眼睑无苍白现象。胸部听诊发现两侧呼吸音对称清楚。

腹部听诊发现高活动性肠音。腹部触诊发现腹部无僵硬,痛点集中于上腹部中线并无明显反弹痛。

实 验 室 检 查

患者白细胞2 720/mm³。其中:嗜中性球58%,未成熟嗜中性球:8%,淋巴性球:25%,血红蛋白:117 g/L,血小板:66 000/mm³。生化检查显示肾功能正常,血钾与血钠略低,肝指数 AST 303 IU/L,发炎指数(CRP):160.7 mg/L。腹部 X 射线显示相当多肠气。粪便检查发现潜血3+与白细胞增生。腹部 CT 发现自远程回肠到降直肠的肠壁增厚,然而肝脏及其他脏器并未发现病灶。血液培养发现两套均长出伤寒杆菌(salmonella typhi)。

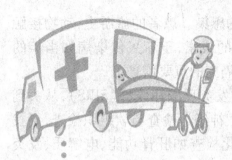

案例讨论

问 题 一

此患者发烧的临床鉴别诊断的相关表现有哪些？有哪些病史线索与检查可以帮助诊断？

讨 论

发烧是急诊常见来诊原因之一，其中年轻人除了少数如脑膜炎及特殊性败血症外，常见自限性的轻症，如局部性感染或病毒性感染，死亡率通常小于1%。发烧的原理乃体内产生内因性或外因性的致热因子，影响下视丘调节身体的核心温度。发烧常见的鉴别诊断最主要仍然是感染性疾病，其他可能的鉴别诊断则有内分泌性、发炎性与癌症等。

85%以上的感染性疾病可借由仔细的病史问诊与物理检查得知。年龄是感染性疾病的关键因素之一，年轻人常为自限性与病毒性感染，老年或卧床患者则常见呼吸系统、泌尿系统与软组织的细菌感染，因此患者的年龄与原有的慢性疾病深深影响了以后的医疗决策。

发烧的时间长短、特定频率有时可帮助诊断出特定疾病（如疟疾）。发烧伴随的其他局部症状如咳嗽、呕吐腹泻、频尿或局部组织红肿等，则是对受感染的系统辨识相当有帮助。

根据患者原本的慢性疾病、目前所服用药物以及先前住院病史，则可以明白患者目前的身体状况,以排除一些特殊状况下的感染。患者的旅游史、动物接触史、家族史往往可以提供特定或地域性传染病的线索,于新兴传染病如当年的SARS,这些线索更提供了感染链接与后续检疫隔离的重要信息。

物理检查则着重于生命征象是否符合严重发炎反应症候群(SIRS),从头到脚各系统的详细检查如头颈部、呼吸心脏、腹部、神经学检查与软组织检查,寻找可能的感染源。实验室检查则有血液检查、生化检查如肝肾功能、电解质、发炎指数(CRP 或 ESR)、粪便尿液检查、尿液与其他体液的培养抹片等、胸部 X 射线与其他必要的影像检查如:腹部 CT(计算机断层)均可帮助诊断。

本例患者主要表现为发烧与肠胃道症状,物理及实验室检查均指向为肠胃系统的感染症,再加以有印度尼西亚的旅游史,均符合最后的临床诊断——伤寒。

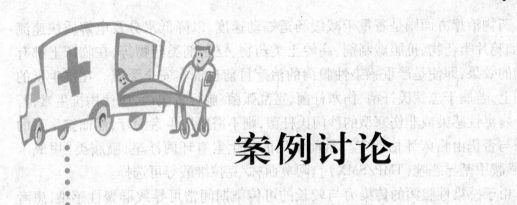

案例讨论

问 题 二

感染性腹泻的种类与处置方法?

讨 论

急性腹泻依其病因可分为感染性腹泻及非感染性腹泻,其中感染性腹泻最常见的致病原为病毒(如轮状病毒或其他病毒)、毒素分泌型大肠杆菌、肠道破坏型大肠杆菌、志贺氏杆菌、空肠弯曲杆菌、沙门氏杆菌(含伤寒杆菌)、霍乱弧菌、在接受化疗免疫抑制剂或抗生素治疗患者身上发现的难辨梭状芽孢杆菌,以及其他原虫(如阿米巴痢疾)等病原体。

在临床上要明白辨认每一个感染性腹泻患者的致病原,实属不容易且没有必要,原因在于其粪便细菌培养的种类通常有限,除非临床上强烈怀疑某特定致病菌,即便如此最后细菌培养的结果亦常为阴性,再者大部分的感染性腹泻找出致病菌并不影响其治疗方针。然而若患者属于病情严重,有血便或明显发烧,最近有高危险国家旅游史,或为免疫不全患者时,施行详细的粪便检查仍有其必要。

对于腹泻的患者治疗首重预防脱水,身体体液的评估与补充是最重要的治疗,静脉滴注与口服高糖与电解质补充液,暂时避免牛奶及咖啡因的摄取,过去强调应禁食的观点是错误而应避免的。

药物治疗方面则是着重于减缓肠道蠕动速度，以降低水分及电解质快速流失，如鸦片类药物、抗胆碱制剂、高岭土类药物、铋制剂类药物等，在临床上都有不错的效果，即使是严重感染性腹泻的治疗目前也证实安全无虞。在抗生素的使用上，若属于志贺氏杆菌、伤寒杆菌、霍乱弧菌、旅行者腹泻，应使用抗生素；若属于病毒性感染或非伤寒型的沙门氏杆菌，则不需要抗生素治疗，然而抗生素的使用与否仍由临床评估而定。目前常用的抗生素有环丙沙星、磺胺类[甲氧苄啶/磺胺甲基异恶唑(TMP/SMX)]、阿莫西林/克拉维酸等可选择。

由于感染性腹泻的传染力与较长的可传染期间常可导致群聚性感染，患者应移至肠胃道感染机构进行隔离治疗，并应通报卫生机关以利后续防疫与消毒所需。

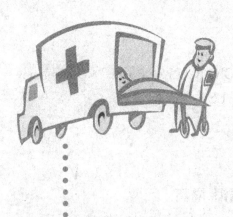

案例讨论

问 题 三

急诊医师应如何面对每日众多发烧患者,找出潜藏的重要传染病?

讨 论

2003 年的 SARS 已提供一个重要且惨痛的教训,由于全球化的因素,人口于全世界流动频繁,造成一旦新兴传染病或传统地域性传染病突破地形的天然屏障进入另一个地区或国家,即有可能造成疫情暴发,要有效地防堵疫情快速散播,急诊扮演着最重要且不可取代的角色。

急诊医师应该随时提高警觉,对于不寻常的病症表现、不明原因的群体症状、特定的接触史或旅游史,均应高度怀疑,进行必要的隔离观察与早期通报卫生机关。

急诊室工作人员的标准防护措施应落实,以防止院内群聚感染的发生。急诊医师应熟知各类法定传染病的症状、潜伏期、流行地区与时间,尤其是目前国际及台湾周边各国的相关传染病疫情,若有自疫区前来的患者更不可等闲视之,当成一般上呼吸道感染。传染病的防治视同战争,唯有所有急诊工作人员上紧发条,积极备战,才能洞烛先机,将疾病控制在最小杀伤力的程度。

参考资料

[1] JOHN MARX, ROBERT HOCKBERGER, RON WALLS. Rosen's emergency medicine:concepts and clinical practice[M]. USA:Mosby,2006.

关 键 字

- 中文　发烧、感染性疾病、伤寒、感染性腹泻、隔离。
- 英文　fever,infectious diseases,typhoid fever,infectious diarrhea,isolation.

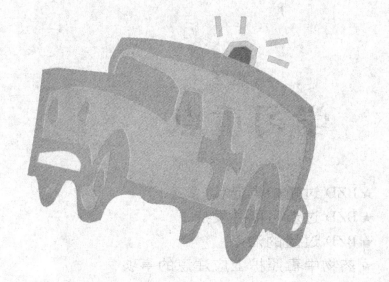

14　药物过量

学习重点

★BZD 过量中毒症状

★BZD 过量可能并发症

★BZD 过量的治疗

★药物中毒照护上应注意的事项

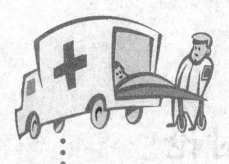

情境案例

主 诉

一名45岁女性患者10 min前被发现意识不清。

病 史

患者为45岁女性,无特殊过去病史,被家人发现昏迷不醒而送医,据家人描述,患者近日心情不佳失眠,昨日医师给予一星期安眠药(劳拉西泮0.5mg HS),现已剩包装。

物 理 检 查

身体检查发现,血压:110/70mmHg(1.5/9.3 kPa),脉搏:65 次/min,呼吸:10 次/min,意识不清,Glasgow 昏迷指数:E2M4V2,瞳孔等大约2mm。对光有反应,皮肤颜色及干湿度无明显异常,呼吸音及心律皆正常。

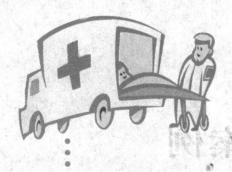

案例讨论

问题 一

BZD 过量中毒症状有哪些表现?

讨 论

BZD(苯二氮类药物)过量时多半仅有轻度或中度症状。常见的症状主要为中枢神经抑制,包括嗜睡、复视、智力缺损、昏迷(coma)、步态不稳、反射减低等症状,以及瞳孔缩小、压迫性水疱、血压降低、肺水肿、谵妄、血钠过低等现象。

一般多在 12~36 h 内即恢复;但在年龄较高的患者、肝脏代谢有障碍者,或合并服用其他中枢神经抑制药物[如苯巴比妥、酒类]时,可能造成较长时间的昏迷,甚至可达 7~10 d 之久。

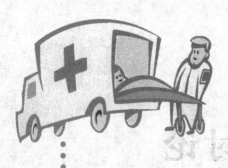

案例讨论

问 题 二

BZD 过量的可能并发症有哪些表现？

讨 论

可能危及生命，须特别注意吸入性肺炎（aspiration pneumonia）、横纹肌溶解症及间室综合征（compartment syndrome），少数患者可产生呼吸抑制（尤其是慢性阻塞性肺疾的患者）或呼吸道阻塞（深度昏迷或高龄患者）。

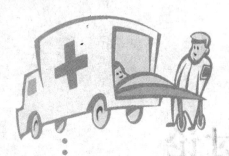

案例讨论

问 题 三

BZD 过量的治疗有哪些表现?

讨 论

　　以稳定生命象征为主,去除毒物如洗胃并给予活性炭及泻剂常是必要的,昏迷的患者则在必要时尽可能给予气管内管,以保护呼吸道(respiratory tract),可碱化尿液加速药物排除,严重患者可以用血液灌洗(HP)治疗及支持性治疗。

　　解毒剂氟马西尼(苯二氮卓类拮抗剂)(安易行)的使用:为 BZD 受体的特异性拮抗剂,通常注射 0.5mg 即清醒者,多为单纯苯并二氮卓类中毒,但如注射较大量才清醒时,仍有可能是肝性脑病、酒精中毒或卡马西平中毒的患者,另如注射 2~3 mg,仍未完全清醒,可不用再注射,且须注意与其他疾病(如中风、其他药物中毒)鉴别诊断。对于使用氟马西尼后清醒的患者,需小心观察至少 12 h,以免因效果减退,患者再度昏迷或进一步发生呼吸抑制,故氟马西尼使用时机着重于患者因深度昏迷而影响呼吸,避免插管的风险,或是用于鉴别诊断,以减少或避免其他侵入性检查及医疗花费。

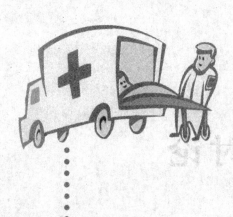

案例讨论

问 题 四

氟马西尼可常规的使用于中毒的患者吗?

讨 论

对于有 BZD 药物依赖性或长期以 BZD 控制痉挛的患者,以及合并服用痉挛诱发剂如三环抗抑郁剂等,给予氟马西尼可能会造成痉挛发作。另对于怀疑有 IICP(颅内高压)的患者也应避免给予,因会影响脑血流动力学。

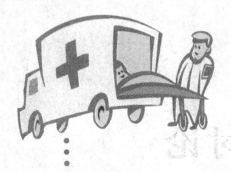

案例讨论

问 题 五

照顾上应注意哪些事项?

讨 论

1. 预防吸入性肺炎
可将患者置于侧躺半坐卧约 30°～45°位置,必要时放置气管内管。
2. 呼吸道阻塞的预防
放置鼻咽管或放置气管内管。
3. 横纹肌溶解症、褥疮的预防
每 1～2 h 翻身、改变姿势。

参 考 资 料

[1] JUDITH TINTINALLT, GABORKELEN, J. STAPZYNSKI, et al. Emergency medicime manual. 6rd ed. Ohio:MC graw-hill professional,2003.
[2] 张群岳. AHLS 及中毒救命 123[D]. 台中:财团法人毒物防治委员会,1994.

关 键 字

●中文　呼吸道、吸入性肺炎、BZD 过量、昏迷、间室综合征。

●英文　respiratony tract ，aspiration pneumonia，BZD overdose，coma，compartment syndrome.

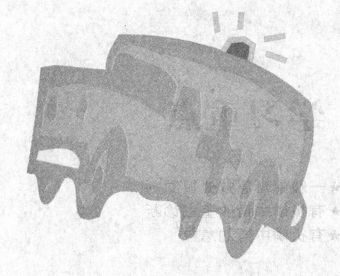

15　农药中毒

学习重点

★一般中毒急救处置原则
★有机磷中毒的鉴别诊断
★有机磷中毒的急救

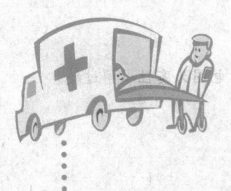

情境案例

主 诉

一名 35 岁女性患者于 30 min 前喝农药自杀。

病 史

患者为 35 岁女性，有忧郁症病史。近日情绪低落，于到院前 30 min，喝农药半瓶，企图自杀。喝了 10 min 后，出现呕吐、盗汗及喘促等症状，家人发现后紧急送至急诊。

物 理 检 查

身体检查发现，血压:90/45 mmHg(12.0/6.0 kPa)，脉搏:50 次/min，呼吸:25 次/min，体温:34.5 ℃，血氧饱和度:95%。患者意识状态较嗜睡，全身冒冷汗，瞳孔对称约 1mm，两侧呼吸湿啰音及哮鸣音，心跳规律缓慢无杂音。

实 验 室 检 查

血液检查及一般生化检查皆正常,心电图为窦性心搏过缓。

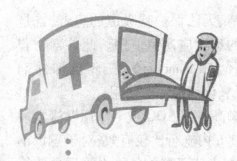

案例讨论

问 题 一

急诊对于中毒患者的常规评估及处置原则是什么？

讨 论

1. 稳定患者生命现象

保持患者生命现象稳定,建立畅通的呼吸道,在稳定患者生命现象的同时,也必须保护自己,应穿戴适当的防护装备。对于意识丧失原因不明的成人在抽血后立即给予盐酸纳洛酮(年轻人)至少 0.8mg Ⅳ ,及 50mg 的葡萄糖(glulose) Ⅳ bolus(糖尿病病史的老人家)。

2. 临床评估

由病史、物理检查及实验室诊断来确定病因。物理检查尤其应特别注意外在衣物是否有残余的毒物、皮肤的干湿及颜色或伤口、眼睛瞳孔的大小、呼吸音及肠音、心跳及呼吸速率,等等。

3. 除污

皮肤及眼睛中毒可用清水或生理食盐水清洗 30 min,或经由肠胃道去除毒药物,可分下列几种方式。

(1)胃肠排空(gastrointestinal emptying)

1)催吐:对于意识清楚患者可用吐根糖浆(syrup of ipecac)30 mL(儿童则用

15ml),30 min 内可达到催吐效果,但对意识不清、无法保护呼吸道的患者,或是小于6个月大的婴儿,以及有肠胃道出血倾向的患者应避免使用。此外毒物若有可能导致抽搐(convulsive)或意识变化如樟脑(camphor)、三环抗抑郁剂(TCA;tricyclic anti-depressant),或强酸强碱、强氧化剂也不要使用。

2)洗胃(gastric lavage):患者左侧躺,头低脚高,经由 OG 或 NG 管以清水冲洗至干净或冲洗 2~4 kg,通常洗胃在药物中毒 1 h 内施行比较有效;对于意识不清及抽搐患者或呕吐反射(gag reflex)不正常的患者应于置放气管内管后再施行较安全。

(2)活性炭:对于胃肠排空后的患者,可给予活性炭 1 g/kg,以吸附毒性物质。毒物若可进入肠肝循环如茶碱、苯巴比妥等可每 2~4 h 重复给予。活性炭除了重金属、强酸、强碱、氰化物(cyanide)及乙醇、甲醇和电解质(electrolyte)外各种中毒都有效,其副作用为便秘,故肠胀气(intestinal tympanites)和肠阻塞为禁忌,此外有可能须做胃镜的患者也不宜使用。

(3)泻剂(cathartic):为 10% 柠檬酸镁盐 250 mL/po 或 70% 山梨醇溶液(1 g/kg)用来加速活性炭-毒性物质复合体(poisonous substance complex)及活性炭无法吸附物质之排空,4~6 h 后若活性炭没有出现在大便中,可再给予半量。

(4)中和剂(neutralizing agent):对于特定药物中毒,可给予中和剂,例如铁中毒可用碳酸氢钠(sodium bicarbonate)灌洗(lavage);碘中毒可用75 g 淀粉加入 1 kg 清水洗胃,马钱子素(杀鼠剂)、尼古丁、奎尼丁中毒可用 1∶10 000 的过锰酸钾溶液洗胃。

4.已吸收毒物的排除

(1)强迫利尿(forced diuresis) 利用增加液体输入来增加药物的去除,使用时须注意水分过量及电解质平衡,对于心脏或肾脏功能不全患者须特别小心。

(2)尿液碱化(alkalinization) 用碳酸氢钠使尿液维持在 pH 值为 7.5~8.5 可用来促进巴比妥类、水杨酸盐及三环抗抑郁药过量的排除。

(3)尿液酸化(acidification) 用维生素 C、氯化铵,使尿液维持在 pH 值为 5.5~6.5 可用来治疗安非他命(amphetamine)、奎尼丁及苯环利定(镇痛药)的过量。

(4)血液透析(HD)及血液灌洗(HP) 血液透析(hemodialysis;HD)是大家所熟悉的去毒方式,血液灌洗(hemoperfusion;HP)则是利用血液灌注充满吸附材料的柱状物[通常为活性炭(active carbon)或树脂(resin)],使用原则须考虑毒素的分布容积(Vd),Vd 太大则不适合使用;以及考虑毒素的分子量、水溶性、蛋白结合情况。血液透析及血液灌洗的适应证如下:①药物或毒素(drugs or toxin)毒性足以造成严重的疾病及死亡;②药物或毒素没有特定解毒剂(specific antidote);③药物或毒素能被 HD 或 HP 有效的移除;④治疗须在广泛的或不可逆性改变发生前施行;⑤任何中毒患者在积极治疗后病情继续变坏时。至于腹膜透析,因为对于毒素的移除效率并没有明显比患者本身肾脏来得高,通常只用于肾衰竭患者。

5. 给予解毒剂(antidote)

常用的解毒剂如下。

(1)对乙酰氨基酚(解热镇痛药) N-乙酰半胱氨酸(痰易净)。

(2)苯并二氮䓬类 氟马西尼(仅作诊断用)。

(3)钙阻滞剂 钙中毒。

(4)高铁血红蛋白血症 亚甲蓝(美蓝)。

(5)甲醇(假酒) 酒精,注射用甲吡唑。

(6)鸦片 钠络酮。

(7)有机磷,氨基甲酸酯 阿托品,解磷定。

(8)三环抗抑郁药 重碳酸盐溶液。

(9)华法林,溴二酮,大隆 植物甲萘醌(维生素 K_1)。

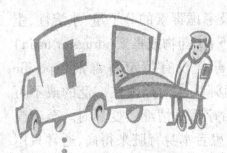

案例讨论

问 题 二

有机磷中毒的鉴别诊断有哪些？

讨 论

有机磷常见名字如"美文松"、"达马松"、"大灭松"、"毒丝本"、"亚素灵"、"全灭宁"、"扑灭松"等。毒性机制在正常生理情况下，乙酰胆碱(Ach)会被乙酰胆碱酶(AchE)(酵素)水解成乙酸及胆碱，身体内有二种 AchE，在红细胞上的称为真性胆碱酯酶，在血清中的称为假性胆碱酯酶，有机磷与 AchE 形成共价结合，使 Ach 不被水解，造成活性过强(overactivity)。常见中毒症状为腹泻(defecation or diarrhea)、频尿(urination)、缩瞳(shrinkage pupil)、心跳缓慢(bradycardia)、气管收缩(bronchospasm)、呕吐(emesis)、流泪(lacrimation)、流口水(salivation)，等等。

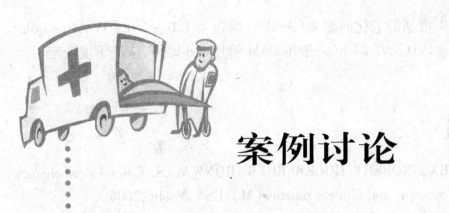

案例讨论

问 题 三

有机磷中毒是如何处置的?

讨 论

1. 紧急处置

依中毒常规处置原则紧急处置,有机磷会经由皮肤吸收,故需迅速冲洗,以肥皂全身洗澡(包括头发);医护人员须戴口罩及手套,以防中毒。且依 ACLS 指导方针保护患者呼吸道:抽吸分泌物,重度意识不清的患者须插管监测呼吸功能并监视心率及血压。

2. 给予解毒剂

(1)阿托品　目标为保持心率 80～120 次/min,注射至呼吸音干净无啰者为止,以呼吸道分泌物的多少为治疗指标(非以心跳或瞳孔大小为指标)。以 0.004～0.016 mg/kg/hr,持续静脉注射(阿托品 5mg in D5W 250c. c. IVD run 10 MD/min),连续静脉滴注比较容易控制心跳及呼吸道分泌物。阿托品 1～2amp IV bolus q2h prn,Bolus 的用法,心跳容易变快,若大于 150 次/min 则易 VT/VF。若心跳已很快,但呼吸道分泌物仍很多时,可使用吸入性用法阿托品 0.1mg IH q1h～q2h。

(2)解磷定(PAM)　作用机制为借着移除化合物中的有机磷根,再活化(re-

159

activation）尚未不可逆的老化的酵素（AchE），剂量为 1.0 ~ 2.0 g IV q4h ~ q6h，严重者可用 12 g IVD 治疗 24 h（一般用 PAM 治疗 3 d 即可，依严重度而定可延长时间）。

参考资料

［1］JOHN MARX, ROBERT HOCKBERGER, RONWALLS. Rosen's emergency medicine：concepts and clinical practice［M］. USA：Mosby，2006.
［2］张群岳. AHLS 及中毒救命 123［D］. 台中：财团法人毒物防治发展基金会，1994.

关键字

● 中文　洗胃、解毒剂、有机磷、乙酰胆碱酶、缩瞳。
● 英文　gastric lavage，antidote，organophosphate，acetylcholinesterase，miosis.

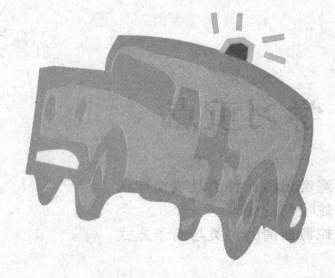

16　毒蛇咬伤

学习重点

★台湾常见毒蛇种类及咬伤症状
★毒蛇咬伤的处理
★抗蛇毒血清的种类与给予方式

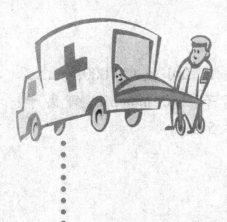

情境案例

主 诉

55 岁男性患者 2 h 前被蛇咬伤左足踝,局部有肿胀、疼痛情形。

病 史

患者过去病史有糖尿病、高血压、心律不齐,均有规则服药。平常有抽烟习惯,但不喝酒。2 h 前在参加户外活动时,不慎被蛇咬伤。

物 理 检 查

身体检查发现,血压:150/90 mmHg(20.0/12.0 kPa),脉搏:110 次/min,体温:37 ℃。患者意识清楚,主要发现为左足踝外侧有一齿痕,局部有红肿,并且有血疱及瘀青。

白细胞:11 000/mm^3,血红蛋白:140 g/L,血小板 120 000/mm^3,尿素氮 350 mg/L,血肝酐:10 mg/L,钠离子:140 mmol/L,钾离子:3.6 mmol/L,PT:13/11.5 sec,aPTT:37/33.5 sec。

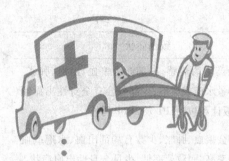

案例讨论

问 题 一

台湾常见的毒蛇种类有哪些? 有何外观特征及咬伤症状?

讨 论

台湾地处亚热带,气候及地形适合蛇类的生长繁殖。台湾有 6 种常见的毒蛇,分别是百步蛇(deinagkistrodon acutus)、龟壳花(trimeresurus mucrosquamatus)、赤尾青竹丝(trimeresurus stejnegeri)、雨伞节(bungarus multicinctus)、眼镜蛇(naja naja atra)、锁链蛇(vipera russelli formosensis)。其特征和临床症状,如表 16.1 所示。

表 16.1　台湾常见毒蛇的特征与临床症状

毒蛇	辨认特征	致伤症状
百步蛇	体背两侧有黑褐色三角形斑,三角形顶点两两相对呈现沙漏状	咬伤处局部迅速瘀血、肿胀、起水疱与多发性血疱,临床上可见明显血小板减少,PT、aPTT 延长及全身性出血倾向,常会产生全身扩散的血管内凝血病变(DIC)

续表 16.1

毒蛇	辨认特征	致伤症状
龟壳花	背部中央有一行较大且具黑边的暗茶色斑块,前后连续并向左右弯曲而呈波浪状	被咬后会产生灼热感,局部亦会瘀血、出血、肿胀、部分有少量水疱或血疱;少部分会有全身性出血倾向,血小板计数减少,PT 及 aPTT 延长
赤尾青竹丝	背部鲜绿色,腹面呈黄绿色,尾部为砖红色	咬伤局部会瘀血、肿胀,少数有局部出血、水疱或血疱。咬伤率高,而致死率低,少见全身性出血症状
雨伞节	全身有黑宽白窄相间的斑纹	被咬时最初只觉得昏昏欲睡,伤口不痛,且不见肿胀瘀血,但会发生致命的呼吸衰竭。局部伤口会麻痹,往近心端扩散,而有全身肌肉麻痹症状、复视、视力模糊、眼睑下垂、说话不清楚、流口水、呼吸浅快甚至呼吸衰竭、严重时深度昏迷,对刺激没反应
眼镜蛇	颈部扩张时被看似戴眼镜	被咬后局部会有剧痛、肿胀、局部组织变黑、坏死及横纹肌溶解。另外,会有恶心、呕吐、眼皮下垂、口齿不清及呼吸衰竭等症状
锁链蛇	体背有三纵列交错的暗色或深褐色椭圆形斑纹	锁链蛇咬伤个案多集中在东南部山区,台湾的锁链蛇主要表现为出血毒,咬伤局部会有瘀血、肿胀、少数有水疱、血疱,程度类似龟壳花。但因产生 DIC 而有全身性的出血症状,以及早期可见到急性肾衰竭

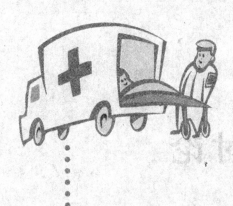

案例讨论

问 题 二

本例中的患者可能遭何种毒蛇咬伤？

讨 论

根据临床症状,可能是出血性毒蛇咬伤。

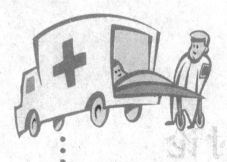

案例讨论

在医院如何处理毒蛇咬伤患者?

讨 论

1.病史询问

包括咬伤时间、部位、毒蛇外观特征、患者过敏史;可参考各急诊室内放置的毒蛇照片及快速处置流程。

2.物理检查

纪录血压、脉搏、呼吸速率、体温;检视伤口,寻找毒牙齿痕;进行完整的神经学检查以区分是否有神经毒症状;病历上应记录伤口的圆周和侵犯的范围,并且每隔一段时间重新评估。

3.实验室检查

包括 CBC、血糖、肾功能、肝功能、电解质、PT/aPTT、心电图、U/A,并且做备血准备。

4.一般性治疗

大管径静脉通路以注射输液、输血、抗毒蛇血清。

5.特殊治疗

给予抗蛇毒血清是毒蛇咬伤最主要的治疗方式。患者有明显毒蛇咬伤中毒症状者,在医院内应该使用抗蛇毒血清治疗,以中和蛇毒减少毒性症状。台湾目前有四种抗蛇毒血清,抗出血性蛇毒血清主要用来治疗赤尾青竹丝或龟壳花咬伤,抗神经性蛇毒血清主要用来治疗眼镜蛇或雨伞节咬伤,百步蛇咬伤时则使用专一性抗百步蛇蛇毒血清,锁链蛇咬伤则使用抗锁链蛇蛇毒血清。

6. 抗蛇毒血清使用的剂量

依咬伤的严重度、患者躯体的大小及咬伤后的时间长短给予不同的剂量。一般的建议剂量,如下表16.2所示。

抗蛇毒血清通常以静脉持续滴注投与为主,以一剂量稀释于300 mL的生理盐水中滴注,时间约30 ~ 60 min。尽量使第一个剂量血清的注射时间在一个小时内静脉滴注完毕,如有需要可便于追加剂量。全部剂量尽量在遭咬伤后3 ~ 4 h小时内静脉滴注完毕。

给予抗蛇毒血清前应做皮肤试验,以血清溶液对生理盐水溶液1:100的比例再稀释,而后取0.05 ~ 0.1 mL注射于患者前臂皮下做皮肤过敏试验。于30 min内局部产生轮状水肿且周围起红晕者为阳性反应。

表16.2 抗蛇毒血清建议剂量

蛇名	剂量
眼镜蛇	6 ~ 10 瓶
雨伞节	1 ~ 4 瓶
龟壳花	1 ~ 4 瓶
赤尾青竹丝	1 瓶
百步蛇	2 ~ 4 瓶
锁链蛇	2 ~ 4 瓶

过敏试验呈阳性反应者,是否给予抗蛇毒血清仍有争议,若决定给予,可先静脉滴注抗组织胺及类固醇类药品,而在准备1:1 000肾上腺素针剂的情况下,稀释药液并减慢滴速,缓慢静脉滴注。

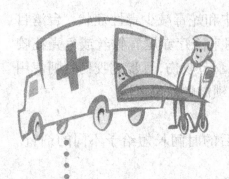

案例讨论

问 题 四

毒蛇咬伤的患者应注意哪些并发症?

讨 论

1.间室综合征

因组织肿胀或血肿引起,必须尽速实施筋膜切开术,避免进一步神经、血管伤害。

2.破伤风

未曾施打破伤风疫苗者应给予破伤风免疫球蛋白和类毒素;已施打破伤风类毒素疫苗超过5年者,应追加一剂破伤风类毒素。

3.伤口二度感染

毒蛇口腔与毒液囊内的细菌,主要是革兰氏阴性与阳性杆菌为主,一般可以给予预防性抗生素。

4.过敏反应

一般发生在注射抗蛇毒血清后30 min内,可给予肾上腺素、类固醇和抗组织胺治疗。

5.血清病(serum sickness)

属免疫复合物反应,导致的原因为注射入人体的抗体与抗原作用后,形成了微小的、可溶性的抗原抗体复合体。这些免疫复合体沉积在血管壁和软组织中，因而活化补体系统，造成微粒分解酶(partides decompose enzyme)的释出，及组织发炎破坏等现象。以往有过敏体质或曾发生因注射血清而休克的患者或因注射速度太快，都会引起血清症。通常在接受注射后 4～10 d 出现症状，但也可能迟至 1 个月后才发生。症状有发烧、全身疲倦、淋巴结病变、皮肤病灶及关节痛；也有可能引起神经缺损。治疗则以投予类固醇、减少因活化补体所引起之组织伤害为主。另外，抗组织胺及抗血清素类药物也有所帮助，见图 16.1。

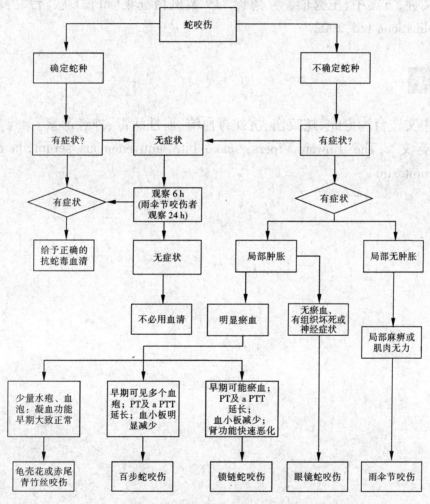

图 16.1　毒蛇咬伤处理诊治流程

参 考 资 料

[1] JUDITH E. TINTINALLI, GABOR D. KELEN, J. STEPHAN STAPCZYNSKI. Emergency medicine:acomprehensive study guide[M]. 6rd ed. Ohio：MC graw-hill inc. 2004.

[2] 洪东荣,邓昭芳,廖明一.毒蛇咬伤处置要点快速查询手册[M].台北:财团法人毒物防治发展基金会,1999.

[3] 陈文钟,方震中,王秀伯,等.急诊119案例精选集[M].1版.台北:Kingdom Publications Ltd,2002.

关 键 字

●中文　台湾毒蛇、蛇咬伤、抗蛇毒血清、血性病毒、神经毒素。

●英文　The Taiwan Vipers, snake bite, antivenomous serum, hemorrhagic virus, neurotoxin.

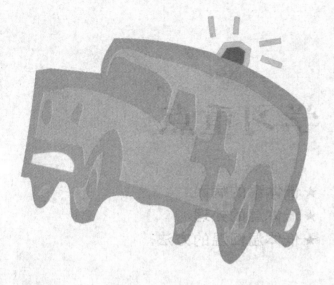

17　低体温

学习重点

★ 低体温的病因
★ 低体温的处理
★ 低体温回温的方法

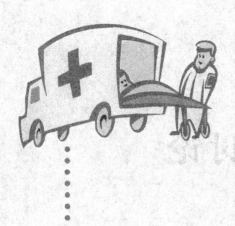

情境案例

主诉

75 岁男性患者被发现倒在路上昏迷,由救护人员送到急诊室。

病史

患者过去在本院有长期门诊追踪,药物控制糖尿病和高血压。

物理检查

身体检查发现,血压 100/50 mmHg(13.3/6.7 kPa),脉搏:110 次/min,体温:30 ℃。患者意识昏迷:主要发现为全身皮肤冰冷。

实验室检查

白细胞:12 000/mm³,血红蛋白:110 g/L,血小板:120 000/mm³,尿素氮:350 mg/L,血肌酐:19 mg/L,钠离子:147 mmol/L,钾离子:3.6 mmol/L,PT:13/11.5 sec,aPTT:37/33.5 sec。

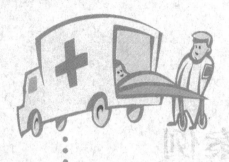

案例讨论

问 题 一

低体温的原因有哪些?

讨 论

最常见的低体温原因如下。

1. 意外或环境相关(accidental or environmental)

"意外性"低体温可以区分为浸没性(immersion)和非浸没性(non-immersion)的冷暴露(cold exposure)。即使是健康的个体,暴露在冰冷环境下也会造成低体温,特别是在风雨中,不足的衣物和体能的消耗也会导致体热散失。在落水时,水的高热传导性会快速造成低体温,体热流失的速率受到水温的影响,在16 ℃~21 ℃的水温中落水会导致严重低体温。

2. 代谢性(metabolic)

新陈代谢方面的原因包括低内分泌状态(甲状腺功能减退症,肾上腺功能减退,垂体功能减退症),这些情况会造成新陈代谢速率下降,低血糖也会造成低体温,其可能的机制为低血糖导致下丘脑功能不全。

3. 中枢神经异常(hypothalamic and cns dysfunction)

其他中枢神经异常的病因(例如:头部外伤、肿瘤、中风)可能会干扰体温的调控机制,韦尼克脑病也可能影响下丘脑;这是罕见但重要的低体温原因,因为它可能可以借由施用维生素 B_1 来复原。

4. 药物(drug)

在美国,大多数的低体温患者是受到乙醇或其他药物的影响。乙醇是血管扩张剂,并且因为它的麻醉及中枢神经抑制作用,中毒的患者不会感到寒冷,也不会适当地反应。其他具有镇静止痛-安眠药和扩血管作用的药物也可能导致低体温,胰岛素和其他口服降血糖药物也会导致低体温。

5. 败血症(sepsis)

败血症可能会改变下丘脑体温调节,并且是低体温的常见原因。低于正常的体温是败血症的一个不良预后因素。

6. 皮肤病变(dermal disease)

严重的皮肤病变也会影响皮肤的温度调控功能。严重的烧伤或表皮脱落性皮炎可能会阻碍表皮的血管收缩,并且增加经皮的水分流失,导致低体温的产生。

7. 急性失能疾病(acute incapacitating illness)

任何急性失能的患者都可能产生低体温。严重感染、酮酸血症(DKA)、Immobilizing injuries 的患者可能会有失常的体温调控机制,包括行为反应的改变。

8. 医源性(iatrogenic)

使用室温的输液或冰冷的血液来做输液急救(液体复苏)也可能造成低体温。这对于进行大量输液治疗的患者,例如外伤患者,是一个重要的危险因素。

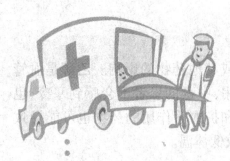

案例讨论

问 题 二

治疗低体温的患者有哪些要注意的事项？

讨 论

治疗包括一般支持性的疗法和特定的回温方法。医疗处置时必须很小心，因为低体温下心肌很容易发生心室纤维颤动（ventricular fibrillation；Vf）。严重低体温的患者可能难以摸到脉搏，而胸部按压（chest compression）会导致 Vf。为了避免不当的胸部按压，未装置监视设备或者心律是"非静止性节律"（非 Vf，无收缩）的患者，应该要小心检查是否有呼吸和脉搏。如果没有呼吸，应该给予换氧（换气），然后花 30~60 s 摸脉搏，若无脉搏则开始心肺复苏急救（CPR）。

氧气和静脉输液都必须先加温，并且要持续监测患者的中心体温、心律、血氧浓度。血氧饱和度测量（the blood oxygen saturation measurement）通常是准确的，但由于显著的血管收缩或者低心排出量，可能会得到不可信的数据。

如果要放置中央静脉导管，要注意避免进入且刺激心脏。一般来说，放置气管内管的适应证和正常体温患者一样。但要小心放置气管内管时诱发心律不齐。

在低体温的患者身上，心律不齐药物和其他心脏药的效果是无法预测的，而且低温的心脏对于阿托巴、起搏和电转复有相对的抵抗性。心室纤维颤动可能在回温之前对治疗无效。

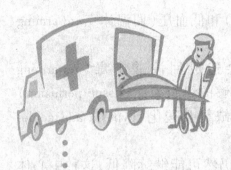

案例讨论

问 题 三

有哪些回温(rewarming)的方法?

讨 论

目前有很多低温回温的方法,但各方法的优缺点并没有前瞻性、对比研究比较。

1. 被动回温(passive rewarming)

被动回温让患者靠自己新陈代谢产生的热能来回温。因为患者通常是在几小时甚至几天的时间产生低体温的情况,被动回温比较符合正常生理,可以避免主动回温的一些并发症。但要能成功地被动回温,患者必须有完好的体温调控机制并且能够靠新陈代谢产生热能。在严重低体温或者次发于潜在疾病(underlying illness)的低体温,患者可能无法靠被动回温回复体温。此外,心肺功能不佳的患者不适用被动回温,因为回温速度太慢。方式如下:

(1)脱离冷的环境

(2)隔绝保温

2. 主动体外回温(active external rewarming)

对于周边循环不良的患者,特别是已经心跳停止的患者,效果不佳。使用外部加热(external heating)也可能导致外围血管扩张(peripheral vasodilation)和静脉瘀血,进而造成相对低血容(相对血容量不足)和低血压(回温休克 rewarming shock)。

从周边带出的乳酸(lactic acid)可能会造成回温酸中毒(rewarming acidosis),并且会在低温状态下的心脏能提供足够的组织灌注(tissue perfusion)前增加周边的代谢需求,而导致进一步的组织缺氧及酸化(hypoxia and acidosis)。

中心体温(core temperature)在回温开始时仍然可能继续降低,这种中心体温后下降是因为周边的冰冷血液回到中心,以及周边血管扩张。另外,也有可能是因为热能持续由中心传导至冰冷的周边。方式如下:

(1)热水浸泡(hot water immersion)

可达到快速回温,但会阻碍急救和监测,在急诊不实用。

(2)热毯(thermal blankets)

设定在40 ℃。

(3)放射热(radiant heat)

(4)热空气(hot air)

3. 主动体内回温(active core rewarming)

主动体内回温有许多理论上的好处。体内的器官,包括心脏,比较能被回温,也可减少心肌应激性和恢复心脏功能。也可以避免周边血管扩张,而减低回温休克和酸血症。然而,有些体内回温(internal rewarming)的技术是侵入性的,并且可能难以施行。方式如下:

(1)吸入式回温(inhalation rewarming)

40 ℃的气体从面罩、气管内管给予。

(2)静脉滴注加热(heated iv fluids)

IVF 在给予前先行加温到40 ℃。

(3)肠胃灌洗(gi tract lavage)

易于施行,但在未做好呼吸道保护(respiratory protection)时要小心吸入(suction)。

(4)膀胱灌洗(bladder lavage)

(5)腹膜灌洗(peritoneal lavage)

可提供相当快速的回温。将无钾离子(potassium ions)透析液加温到40 ℃ ~ 45 ℃,灌注到腹膜腔,然后引流出来。

（6）胸膜灌洗（pleural lavage）

使用两条胸管（用于流入或流出）进行灌洗。须小心净灌注量（net fluid infusion），因为可能增加胸膜腔内压（intrathoracic pressure）或发生张力性水胸（tension hydrothorax）。

（7）体外循环式回温（extracorporeal rewarming）

（8）以开胸法进行纵隔腔灌洗（mediastinal lavage via thoracotomy）

参考资料

［1］JUDITH E. TINTINALLI, GABOR D. KELEN, J. STEPHAN STAPCZYNSKI. Emergency medicine：a comprehensive study guide［M］. 6rd ed. Ohio：MC graw -hill inc. 2004.

［2］陈文钟，方震中，王秀伯，等. 急诊119案例精选集［M］. 1版. 台北：Kingdom Publications Ltd，2002.

关键字

●中文 低体温、被动回温、主动体外回温、主动体内回温、体温。

●英文 hypothermia，passive rewarming，active external rewarming，active core rewarming，body temperature.

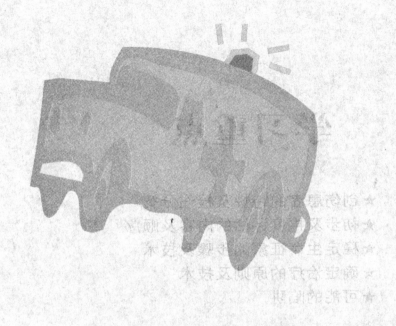

18 创伤患者评估及处理

学习重点

★ 创伤患者的特性及检伤分类
★ 初步及再度评估的内容及顺序
★ 稳定生命征象的步骤及技术
★ 确定治疗的原则及技术
★ 可能的陷阱

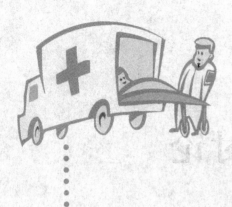

情境案例

在一个寒冷的冬夜,119 呼叫:"35 岁女性患者自 4 楼高坠地, EMT 已做头部及颈椎固定,枕部头皮撕裂伤包扎止血。目前患者:意识模糊,对痛无反应,血压:60/50 mmHg(8.0/6.7 kPa),心率: 150 次/min,呼吸:=10 次/min,预计 1 min 抵达贵院……"你是一家医学中心值班急诊医师,根据 119 所述,这名患者情况严重吗? 为什么?

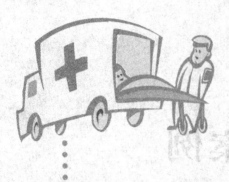

案例讨论

问 题 一

为什么要在到院前就做好检伤分类?

讨 论

(1)分类患者。

(2)治疗需要,因为预后和受伤多久后接受治疗有关。

(3)合理的利用医疗资源(但约有30%会被过度检伤)。

(4)以便立即转送到适当的责任医院(创伤中心)。

186

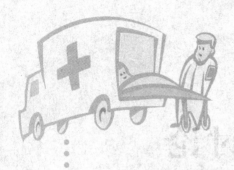

案例讨论

你需要什么样的检伤依据,来判断患者是否要送到创伤中心?

讨 论

(1)生命征象。

(2)受伤部位。

(3)受伤机制。

(4)年龄、过去病史。

×医师是一名医学中心的第一年住院医师,患者抵达急诊时,看起来的确颇为严重,于是他马上在患者送进来后让患者送入急救室,开始身体检查,接着他下达口头医嘱:"给患者氧气面罩、抽好全套血及备血、打上两条大口径静脉导管,上两瓶乳酸林格氏液……"

187

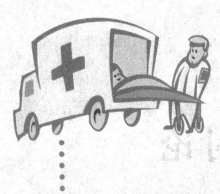

案例讨论

问 题 三

快速评估如何进行?

讨 论

医师自我介绍、询问患者姓名、询问患者发生何事。

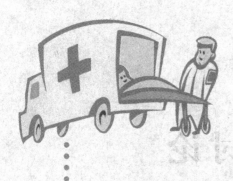

案例讨论

问 题 四

从患者的反应,你可获得什么信息?

讨 论

(1)呼吸道是否畅通?
(2)呼吸及换气是否足够?
(3)血液循环是否有休克症状?
(4)意识程度如何?

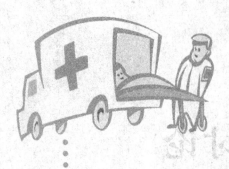

案例讨论

问题 五

患者反应是否适当?

讨 论

假如反应不适当,立刻进行创伤初步评估步骤,进行复苏措施。

×医师接着开始帮患者的肚子做超声波扫描,顺便询问家属与 EMT 患者病史,这时旁边的护士张小姐说:"×医师,血氧饱活度测量不太到。不知道是不是太冷了,今天寒流来,患者真的很冰冷。"×医师告诉张小姐:"先换个地方测量"。

静脉管道都已经准备好,温暖的乳酸林格液也已经输注两瓶,这时×医师用超声波看到脾脏似乎有出血。监视器上显示:BP(血压):90/60 mmHg(12.0/8.0 kPa),HR(心率):120 次/min,SpO_2 依旧量不到。他觉得心里安心一点了,因为患者的生命征象看来在变好。但由于其他地方都被肠气遮住了,他要护士联络 CT,准备 CT 检查。

心跳速率看来比以前更好,现在 HR:75 次/min,准备 CT 室,忽然警报响起来:HR = 59→55→50 一路往下掉。

×医师马上高喊:"准备,赶快找人来帮忙,我要心肺复苏了!"旁边实习医师上来准备做压胸的动作,×医师把患者的嘴巴打开,气管内管刚要放进去,他就看到患者口中有一块红色黏稠的东西。

"抽吸!"他把抽吸器拿来一吸,就听到很多东西被吸出来的声音,是血块,患者口中有血块。他毫不犹豫把气管内管插进去,检查气管内管的位置后,他看了一下监视器,上面显示血压:80/65 mmHg(10.6/8.6 kPa),心率:125 次/min,血氧饱和度看得到了,现在是92%。

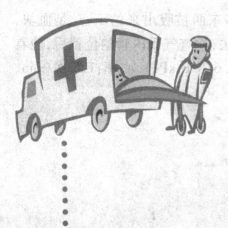

案例讨论

治疗的优先次序是什么?

讨 论

治疗的优先次序应依照 ABC 的原则。外伤引起的伤害是无法预测的,急诊的最重要任务就是"保命",因此在急诊时是以一致的处理程序与原则来应变不同种类与机制的外伤。这个 ABC 的次序是有意义的,没有通畅的气道("A"),就不会有呼吸("B");没有呼吸的人,很快就会失去循环("C"),没有 ABC,患者不会存活。这是最基本的,但却是初学者最常忽略的,常常因此导致灾难性的后果。

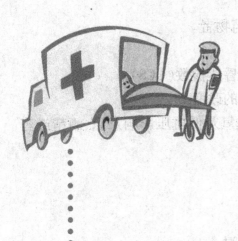

案例讨论

问题 七

初步评估如何进行,有哪些要注意的陷阱?

讨 论

1. 呼吸道

(1)评估　评估呼吸道是否通畅。

(2)处置　打开呼吸道[下颚上提法(on the lower jaw form ulation)]、保护及固定颈椎(spine immobilization)、气管内管插管(endotracheal intubation)、外科呼吸道(surgical airway)。

(3)陷阱　颜面创伤、插管困难、喉部或气管损伤。

2. 维持呼吸及换气

(1)评估　评估开放性伤口、触诊胸廓及听诊两侧肺音、呼吸形态、换气功能、氧合状况。

(2)处置　给氧、正压呼吸。

(3)陷阱　开放性气胸、张力性气胸、连枷胸、大量血胸。

3. 维持循环及控制出血

(1)评估　评估意识状况、肤色及温度、脉搏速率及脉压强弱。

(2)处置　控制外出血、体液复苏、评估治疗反应。

193

（3）陷阱　老人及儿童、运动员、合并服用药物者。

4.评估意识

（1）评估　评估瞳孔大小及对光反应、葛氏昏迷指数（GCS）。

（2）处置　详细神经学检查、注意意识状况的改变。

（3）陷阱　忽略持续评估意识的重要性、缺氧及低血压影响意识、酒精或药物所引起的意识改变。

5.露身检查及环境控制（避免失温）

（1）评估　去除衣物进行身体评估。

（2）处置　详细物理检查、避免患者低体温。

（3）陷阱　忽略背部及会阴检查、未注意体温。

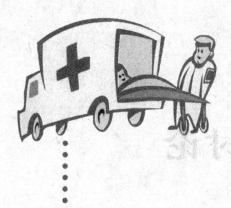

案例讨论

问 题 八

初级评估及急救的辅助工具为何?

讨 论

生命征象、体温、尿量、血液气体分析、心电图、血氧饱和度、潮气末二氧化碳浓度(End-tidal CO_2)、放射学及其他辅助工具。

CT检查显示,患者的脾脏有第二度的撕裂伤,左侧第7肋骨有骨折,左肺下叶有挫伤。头皮有血肿,但并没有看到颅内出血。患者现在血压:115/75 mmHg (15.3/10.0 kPa),心率:95 次/min,血氧饱和度:95%,已照会一般外科医师,联络加护病房,预计在30 min 后能进手术室手术,再转加护病房。

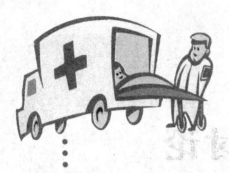

案例讨论

问 题 九

何时转诊?

讨 论

若超过处理能力,应早期转诊,勿因非必要的检查而延误转诊到创伤中心!
转诊前急救是必要的措施。

×医师所在的医学中心也是创伤中心,有能力处理这样的患者,所以不需转
诊。他已完成联系和向家属解释病情,护士小姐正在联系手术室与加护病房,这
时在患者身旁照顾的护士小姐忽然呼叫×医师,因为她觉得患者的呼吸不顺。这
时候该怎么做?

应再度评估患者。

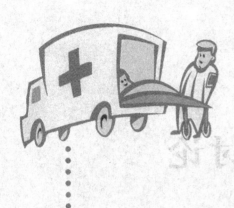

案例讨论

为什么会需要再度评估?

讨 论

因为创伤患者的状况是会变的!

197

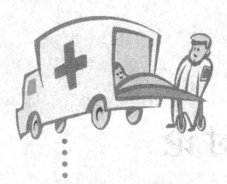

案例讨论

进行再度评估前是否已完成完整的初步评估、急救处置以及稳定生命征象？

讨 论

你必须再次评估 ABCs(再评估)。

"从头到脚趾"的彻底检查:从头到脚趾。

逢洞便插:Finger & tube to hole。

完整病史、物理检查(包括神经学检查)。

X-ray 检查(C-脊柱,胸部 X 射线,盆腔)。

特别检查(例如:超声波,CT)。

×医师再次评估时,患者的呼吸道是通畅的,但是左胸部非常鼓胀,完全没有动作,患者的颈静脉鼓起来,脸部涨红,听患者的呼吸音,结果发现右侧还有呼吸音,左侧完全没有。患者生命征象为血压:85/55 mmHg(11.3/7.3 kPa),心率:135 次/min,血氧饱和度:82%。他敲了敲患者的左胸,听到"咚咚咚"的声响,像敲鼓的声音。

如果是你,你觉得可能发生了什么事?你会想到什么?你会怎么做?

×医师的主治医师来到急救室,他先在患者的左第二肋间插了一支 18 号导管,然后听到一声气跑出来的声音,接着患者的左胸就不再如此鼓胀;然后他赶紧为患者插上胸管,导引了很多空气出来,患者的血压:105/80 mmHg(14.0/10.6 kPa),心率:88 次/min,血氧饱和度:96%。患者接着被送入手术室,进行手术,随后送到加护病房继续观察,患者于 3 周后平安离院。

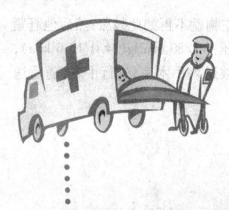

案例讨论

除了初步及再度评估外,外伤患者还有什么是要特别注意的? 有什么可能的陷阱?

讨 论

外伤患者除了初步及再度评估外,还需要尽可能从患者、目击者或119急救人员询问创伤机制,若有人从车内弹出、同车内有人死亡、车子有扭曲变形的伤害、从高处跌落、方向盘撞弯、行人被高速行驶之车辆撞击,都代表严重创伤的概率增高,并发症发生的概率也增高,必须更加小心。

可能的陷阱如下:

1. 头部创伤急诊陷阱

重大颜面外伤:眼睛水肿阻碍做完全的检查。

颜面骨折(鼻骨,颧骨,眼眶骨骨折):难以早期辨认是否有颜面骨折,可能造成呼吸道阻塞。

耳道损伤容易忽略。

2. 颈部创伤急诊陷阱

颈部钝伤:可能造成颈动脉内膜受损。

昏迷的患者:可能无法确定颈神经根或臂神经丛受伤。线索为受伤机制。

3. 胸部创伤急诊陷阱

老年人胸部创伤:可能进展成急性呼吸窘迫及呼吸衰竭。

小儿胸部创伤:可能缺乏胸部骨骼创伤的证据而遗漏胸腔内结构创伤。

4. 腹部创伤急诊陷阱

过度检查移动骨盆:可用骨盆之前后径 X 射线(前后位)辅助确认是否有潜在严重出血危险的骨盆骨折。

CT 扫描的使用还是很有必要,后腹腔器官受伤可能仍难以确认,如中空的脏器及胰脏就是典型的例子,但是你很难有更好的办法做检查,在生命征象不稳的患者,也常常只有做一次影像检查的机会。

5. 受伤机制的可能合并的伤害→保持高度怀疑的必要性

会阴、直肠、阴道:放置尿管的前应先做直肠指检,看肠道管腔内有无血液、有无高骑式的前列腺(high-riding prostate)、有无骨盆骨折,并检查直肠壁完整性、肛门括约肌张力。

女性尿道伤害:少见且难以诊断,常合并骨盆骨折及跨骑式伤害(straddle injury)。

此外,怀孕初期无法确认是否有怀孕(患者自己也不知道)。

6. 肌肉骨骼系统急诊陷阱

骨盆骨折:造成难以控制的血液流失,必须察觉紧急状态并加以处置。

手部、腕部、足部的骨折:再次评估中可能未诊断出,恢复意识后才指出伤害区域。

关节周围软组织的伤害:患者恢复意识才被诊断出。

7. 神经系统急诊陷阱

任何增加颅内压,并降低颅内灌注压的因素,均会导致继发性脑损伤。

脑部创伤的患者在插气管内管时,需小心控制颅内压。

参考资料

[1]ACS. Advanced trauma life support program for doctors: ATLS[M]. Chicage IL: American collage of surgeons,2004.

关键字

●中文　检伤分类、初级评估、创伤机制、创伤中心、再度评估。
●英文　triage，primary appraisal，trauma mechanism，trauma centers，secondary survey.

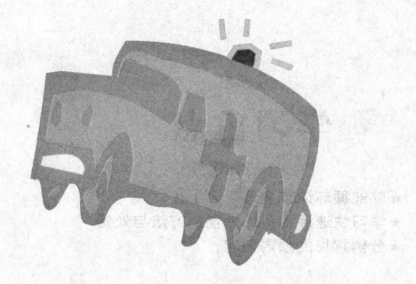

19 头颈部外伤

学习重点

★脑部循环调节生理
★学习快速评估头部外伤的方法与处置
★分辨常见的颅内伤害

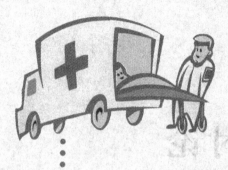

情境案例

28岁年轻人与同事一起夜间聚会后骑车夜游,不慎与轿车相撞,被弹出机车。患者有戴安全帽,但被发现时,帽子已经飞脱。119急救人员将患者送到急诊时,患者不断呻吟,并且一直说道:"我怎么了? 刚刚发生了什么事?"

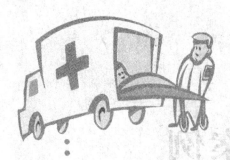

案例讨论

问 题 一

脑部外伤时,维持哪些生理机能对于防止继发性伤害是重要的?

讨 论

脑部的特性之一是脑部系被局限于固定大小的颅腔中,因此脑部循环的调节依循一个公式:V(颅内)=脑+血液+脑脊液。为维持正常的脑部血液灌流,脑部血流有一自动调节机制(correcting mechanism),血压为 50/160 mmHg(6.7/21.3 kPa)时,血管自动调节可维持稳定脑部血流。严重头部外伤可能影响脑血流自动调节,因此在头部外伤时,必须避免休克,维持 PaO_2 与 $PaCO_2$ 以稳定脑血流、预防继发性伤害。

×医师接到这个患者时,患者躺在推床上。×医师先自我介绍后,开始身体检查,血压:150/85 mmHg(20.0/11.3 kPa),脉搏:115 次/min,呼吸:20 次/min,体温:36.3 ℃,血氧饱和度:97%。结膜并无苍白,头皮右侧有一大约 4×4 cm 血肿,并无裂伤,昏迷指数:E3M5V4。患者抱怨头部疼痛,后颈部并无压痛。胸部并无变形或挫伤痕迹,呼吸音正常,心跳规则但略快。腹部柔软而无明显压痛,肠音正常。四肢无变形或肿胀,但双膝盖及双肘部有擦伤。患者看起来像是在睡觉,不过叫他时都能够睁眼正常对答,叫患者举手抬腿也都做得到,患者告诉×医师头有点晕,有些恶心,×医师询问患者,他说他刚刚喝了一点酒,所以会这样。

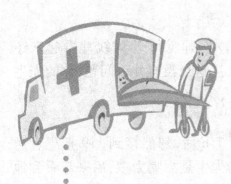

案例讨论

如何快速评估头部外伤?

讨 论

在 ATLS 的 ABCDE 准则里,意识是属于 D(disability)的层级。无论是什么样的患者,都不要忘记 ABC!!

GCS(Glasgow Coma Scale)昏迷指数,记忆口诀:

E4-1:自开,叫开,痛开,不开。

M6-1:跟着动,指着痛,缩着痛,去皮质,去大脑,都不动。

V5-1:说3句(3句完整句子),乱3句(3句人时地事有误的句子),说1字,嗯1声,全无声。

瞳孔大小与对光反射。

一侧肢体乏力或偏瘫。

其他定位神经征象(neurological sign)。

×医师要护士小姐帮患者打上点滴生理盐水一瓶、抽血验 CBC 和生化,然后告诉患者"我们会好好照顾你",因为急诊室很忙,所以×医师又去看其他的患者,其他医师询问他是什么样子的患者?他回答:"应该只是脑震荡,所以等一下拍一张头颅前后位+侧位片,没事就可以回家了。"你觉得这样的检查足够吗?

这个患者可以直接回家,还是需要观察呢?

患者没多久被送去拍头颅前后位+侧位片,×医师觉得 X 射线片看起来还好,没有看到什么大的骨折。他告诉患者的太太:"这个没有什么问题,你的先生可以回家了。"

你觉得这样的说法好吗,为什么?

患者于是由妻子搀扶着,坐出租车回家了。1 h 后,忽然接到 119 把患者送回来。原因是患者的太太发现他叫不醒,原以为先生是酒喝太多,后来却看到他吐得很厉害。

你觉得发生什么事情了? 如果是你接到这个患者,你该怎么做?

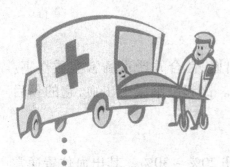

案例讨论

问题 三

常见颅内伤害有哪些？各有什么特性？

讨 论

弥漫性脑伤害（diffuse brain injury）、硬脑膜上出血（epidural hemorrhage，EDH）、硬脑膜下出血（subdural hemorrhage，SDH）、脑挫伤出血（contusion hemorrhage）是最常见的4种颅内伤害。

1. 弥漫性脑伤害

此类头部外伤非常常见，可轻可重，轻微的弥漫性脑伤害如脑震荡，常伴随有短暂的意识丧失，有失忆、头晕、恶心、头痛等症状，但CT扫描并未显示出异常；严重的弥漫性脑伤害则会合并缺血、缺氧之脑病变，或大脑多处点状出血及水肿。现在已经很少使用弥漫性轴突伤害（DAI）这样的名词来形容严重的弥漫性脑伤害。

2. 硬脑膜上出血

较不常见，仅占所有头部外伤0.5%，原因为中脑膜动脉出血而形成硬脑膜外的血肿，CT表现为双凸状血块，但却是非常容易被忽略而导致严重后果的头部外伤。典型病史有清明期（lucid interval），也就是说，患者在受伤之后的一段时间内意识仍清楚，病程常急速恶化，及早手术预后最佳。这是急诊医师最要注意不可忽略的头部外伤之一。

3. 硬脑膜下出血

硬脑膜下出血肇因于脑皮质裂伤或静脉出血,常合并严重的脑实质伤害。这占严重头部外伤30%,算较常见的头部外伤。比起硬脑膜上出血,它的预后较差,如中线偏移大于5mm,应考虑手术。

4. 脑挫伤出血

脑挫伤出血为常见的脑伤,占严重头部外伤20%~30%。其出血位置通常位于额叶与颞叶底部。脑挫伤出血常于12~24 h演变成脑出血而须立即手术,追踪的CT可见渐进恶化。

参考资料

[1] ACS. Advanced trauma life support program for doctors:ATLS[M]. Chicage IL:American collage of surgeons,2004.

关键字

●中文　头部外伤、弥漫性脑伤害、硬脑膜上出血、硬脑膜下出血、脑挫伤出血。

●英文　head injury,diffuse brain injury,epidural hemorrhage(EDH),subdural hemorrhage(SDH),contusion hemorrhage.

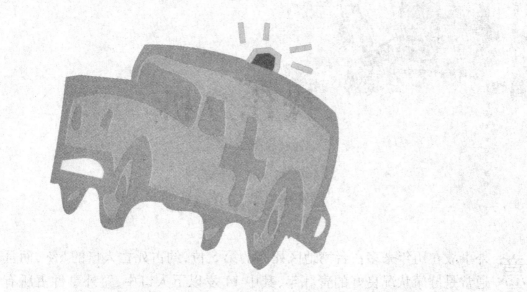

20 小儿创伤

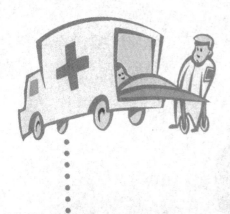

操作分析

意外事故在历年来多占台湾地区死因的第5位,约占死亡人口的5%,而且通常是健康状况良好的青壮年,其中14岁以下人口中,意外事件占所有死因的第一位,可说是青少年最大的杀手。相对于其他的死亡原因,意外事故造成健康人年的损失,及其经过妥善治疗后,往往可以恢复大部分健康的功能,因此意外事故的青少年是我们应该重视并积极救治的对象。

处理小儿意外事故的流程包括认识创伤的机制、采取适当的检查及治疗、推测治疗的反应和持续不断的再评估。由于儿童在解剖学及生理学上的不同,使得其所受的伤害不同于成人。此外,儿童虐待所造成的伤害,也是这个年龄层特有的疾病。

1. 小儿不同于大人的生理与解剖构造

(1)中枢神经系统

1)儿童的脑部仍在发育中。

2)持续不断地形成新的髓鞘、突触。

3)灰质占有比例较高。

4)头部为热量散失的主要来源。

5)头骨的骨缝在18~24个月前仍可扩大。

6)较突出的枕骨使得头颈向前弯曲。

7)短、胖的脖子使得评估颈静脉怒张及气管偏移较为困难。

(2)颈椎

1)颈部必须承担较大的重量,使得颈椎骨折及受伤多发生在高位颈椎。

212

2）颈椎骨折较不易发生，反而是韧带受伤较为常见。

3）脊髓受损而影像检查正常（脊髓损伤而没有放射影像学异常，SCIWORA），约占儿童脊髓损伤的50%。

（3）呼吸道

1）相对于成人咽喉的位置较靠近头部及身体前方。

2）环状软骨为呼吸道最狭窄的部分，而非声带。

3）会厌软骨较软并呈现"Ω"字形。

（4）呼吸

1）胸壁柔软有弹性，因此须要更大的力量才能使得肋骨断裂，而肺脏等胸内器官也会吸收到更多的力量。

2）横隔膜的走向较为水平，且为呼吸主要的动力来源。

3）纵隔腔的活动度大，使得气胸恶化为张力性气胸的时间缩短。

（5）腹部

腹部器官位于身体较为前方的位置，且缺乏皮下脂肪量，受伤的概率更高。

（6）骨骼

长骨具有生长板，若骨折可能造成长短肢。

2. 评估与处理

在儿童的急救过程中，积极的处理患者呼吸道及呼吸的问题是首要任务。依APLS的建议，应遵循外观、呼吸、循环ABC（appearance, work of breathing, circulation of skin）的概念加以评估。外观的评估包括意识状况及肌肉张力，此时可考虑采用儿童Glasgow昏迷评分（pediatric glasgow coma scale）；呼吸的评估包括呼吸力道是否增加或减少，呼吸形态是否不自然，借以了解换气量或是氧气是否足够；循环的评估包括皮肤及黏膜的颜色，可进一步反映氧气及组织灌流量是否充足。

同样的，儿童的急救我们也分成初级评估（primary appraisal）与次级评估（secondary assessment）。初级评估的部分，也是依照ABCDE来进行：

（1）呼吸道（respiratory tract）　进行呼吸道处理及颈椎固定。

在呼吸道及颈椎的处理上，建立通畅的呼吸道，并移除可见的异物为首要任务，排除颈椎受伤的患者，可采取闻嗅的姿势（position）。对于无法维持呼吸、需要长时间保护呼吸道（如预防昏迷患者的吸入性伤害）、严重头部外伤需要控制呼吸、连枷胸以及严重休克对输液治疗没有反应者，都应考虑进行气管插管。若是怀疑颈椎受伤的患者，则要采取下颚上提（jaw thrust）的方式，并进一步固定颈椎(可采取颈部固定法及颈圈)。唯有在颈部放射线检查正常颈椎前后位、侧位、张口位共3个体位(即C-spine AP、lateral、open mouth 3 views),患者清醒且可以信赖,并且没有任何的局部疼痛或神经学症状时,才能停止颈椎保护的措施,若有任何怀疑时,应先维持保护颈椎的措施。

(2)呼吸(breathing) 维持适当的呼吸并对于严重的胸部创伤进行紧急处理。

在呼吸的部分,儿童患者的呼吸道及胸部创伤的症状往往不明显,因此应考虑一律提供患者氧气面罩,并给予氧气 12 L/min。对于呼吸形态的观察要特别注意是否有胸骨上凹、肋间及肋骨下凹陷的情形,并注意听诊两侧肺部及呼吸道的声音。由于儿童的呼吸音极易在邻近的组织间传递,因此应该进一步以吐气末二氧化碳监测仪(end-tidal CO_2)来监测。

对于单侧呼吸音减低、气管偏移等怀疑张力性气胸症状的患者,应该要即刻进行针刺减压(needle decompression:即针头胸腔切开术以 14 号的静脉留置针,于锁骨中线第二肋间插入),并随即插入胸管,而不需等待胸部 X 射线的进一步确认。若是有开放性胸部伤口的患者,可以使用不透气的敷料覆盖,并粘贴三边,阻止空气进入。另外,有怀疑心包膜填塞的患者(Beck 三联片:低血压、颈静脉怒张、心音低纯),应考虑立即引流;甚至对于胸部穿刺伤于到院时心跳停止或在急救中心跳停止,应考虑进行紧急开胸手术。

(3)循环(circulation) 维持充足的组织灌流及出血控制。

循环评估与治疗的重点在于观察组织灌流是否充足,寻找可能的内出血及外出血,以及迅速建立合适的注射管道。初期透过感觉脉搏的强弱及快慢,可以作为循环状态的参考;利用微血管填充时间(capillary refilling)来评估并不可靠,但是同时合并以上两者,可以有效地诊断灌流不足的情形。心跳加快是低血容的第一个征兆,这在年纪越小的幼儿越明显,而血压下降往往要等到代偿失效才会出现,随之而来的是心跳减慢及心跳停止。除了以上的方式之外,意识状况变差及尿量减少(少于 1 mL/kg/hr)也是灌流不足的征兆。

注射管道的建立,可选择外围大管径静脉导管、骨内注射(intraosseous infusion)或是外围静脉切开术(venous cutdown),中心静脉导管放置,应保留至其他方式都失败了再使用,非不得已可考虑于股静脉插入 5F 的导管(等同于 18 号的静脉留置导管)。若外围管道无法建立,可以考虑在胫骨上端置入骨针,但切勿注射于骨折的肢体。虽然骨针曾被报告有许多并发症,但是大多都是长时间使用,或是注射高张溶液所致。适合进行静脉切开的位置有肘前窝(antecubital fossa)、足踝以及腹股沟。通常多选择下肢,因较不干扰急救的进行,然而对于严重的腹腔内血管损伤时,仍以上肢为宜。

评估及控制外部出血极为重要,同时应向救护技术员询问现场出血量,及所做处置。头皮及脸部的伤口,最有可能造成大量的出血,而对于所有的伤口都应直接加压、抬高,并使用有加压效果的敷料来固定,但要避免阻断末梢循环。此外对于胸腔、腹腔、后腹腔、骨盆腔及大腿等,可能发生严重内出血的位置,应仔细地观察及评估,如果有疼痛、肿胀都有可能是出血的征兆。

休克的原因很多,但在创伤初期发生休克的,除了少数因为心包填塞、张力性气胸及脊椎性休克之外,多半是低血溶性的休克。出血所造成的休克通常是有迹可循的,初期的心跳加快,中期的外围灌流迟缓、脉压缩小,到最后意识模糊及血压下降等,若已出现血压下降及灌流不良的情形时,出血量至少已达到全身血量的 25%。此时应立即给予等张的晶质输液(crystalloid),例如生理盐水(normal saline;NS)及乳酸林格氏液(lactated ringer's,LR),并输 O 型阴性血(国内由于 Rh 阴性人口比例低,幼儿存有 Rh 抗体机会少,且未必有输血反应,可以 O 型阳性血来取代)。

输液的部分,大约 3 mL 的晶质输液可以补充 1 mL 流失的血液,对每一位有休克征候的患者应先快速注射 20 mL/kg 的 NS 或 LR,若反应不佳可以再重复给予 20 mL/kg 输液一次,若仍未改善,则应注射配对好血型的红细胞,并进一步进行手术治疗。对于初步输液有反应的患者,应继续维持 5 mL/kg/hr 的 NS 或 LR持续数小时,并观察血液循环的情形。若持续稳定,则给予维持性的输液,以100-50-20(即 10 kg 内的体重,给予 100 mL/kg;10 ~ 20 kg,给予 50 mL/kg;20 kg 以上,20 mL/kg)的法则来计算每日所需的输液量。

(4)失能(disability) 进行基本神经学评估。

神经学上的评估以警觉(alert)、对声反应(to response sound)、对痛反应(response to pain)、无反应(adiabhoria)来评估,对创伤的患者进一步记录患者的 Glasgow 昏迷评分(GCS),以作为追踪、预测患者预后的指标。在无法配合的婴儿,可以采用改良式的幼儿 GCS 评分。

(5)身体评估(exposure) 进行完整身体检查。

不论婴幼儿都应脱去衣物进行完整的检查,但是要小心做好保温的工作。检查的重点包括背部及脊椎,会阴以及肛门,要小心检查肛门张力,并注意是否有尿道损伤的迹象。

3.再次评估

再次评估是要从头到脚进行详细且完整的检查,在这个过程中,医疗人员应试图回答以下的问题:是否有被忽略的伤害? 成因是什么? 造成的解剖及生理上的影响有哪些? 适当的对策有哪些? 与其他伤害处理的优先级? 病史的部分要着重简单的内容,即症状和体征,过敏史,用药史,既往史,最后一次进餐和月经情况,事故情况,并进行完整的物理检查。儿童 Glasgow 昏迷评估见表 20.1。

检验的部分至少应包括血球计数、血糖及尿液分析;而影像的部分,对于严重的患者,基本的胸部 X 射线及骨盆腔摄影是判断是否有内出血的利器,腹部的内出血,可以用 FAST(focused assessment of sonography for trauma)来检查,至于颈椎可以 Canadian Rule 来判断,无法配合但又怀疑有颈椎受伤的患者,仍应进行颈椎摄影。

小儿创伤的患者,在基本的处理的概念上与成人并无不同,然而由于生理与解剖上的差异,儿童创伤的患者需要更小心,更迅速的处置。熟悉所有儿童创伤处理的流程,并注意可能存在的陷阱,才能迅速无误的完成儿童创伤的处置。

表 20.1　儿童 Glasgow 昏迷评分

部位与情况	表现
眼睛	4　自动睁开眼睛
	3　睁开眼睛说话
	2　睁开眼说疼痛
	1　没反应
活动情况	6　自发活动
	5　缩回手去触摸东西
	4　缩回手说疼痛
	3　扭曲、弯曲
	2　伸展功能(减缓)
	1　没反应
言语情况	5　胡言乱语
	4　躁动哭叫
	3　哭叫喊痛
	2　呻吟喊痛
	1　没反应

参考资料

[1]APP—AMERICAN ACADEMY OF PEDIATRICS. APLS:The pediatric emergency medicine resource[M]. 4rd ed. . USA:Jone's & bartlelt publishers inc,2006.

[2] IANG. STIELL,GEORGE A. WELLS,KATHERINE L. VANDEMHEEN, et al. The canadian c-spine rule for radiography in alert and stable trauma patients [J]. JAMA,2001,286(15):1841-1848.

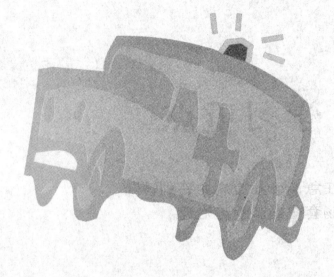

21　小儿腹痛

学习重点

★ 在急诊小儿腹痛的鉴别诊断
★ 肠套叠的诊断与治疗

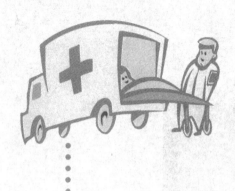

情境案例

主诉

患者哭闹不安约半天。

病史

患者为15个月大的男婴,由家属带到急诊,在家呕吐一次,无水泻,食欲差,精神活力差,无发烧,带到急诊时,已无哭闹情形。

物理检查

整体外观呈病容貌,无脱水,皮肤红润,肺音无异常,肠蠕动音剧烈,右上腹触诊有一可移动的、软的肿块。

实验室检查

白细胞:20 000/mm^3,无左移现象,其他实验室检查正常。

影 像 检 查

如图 21.1 和 21.2 所示。

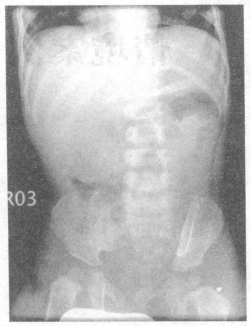

图 21.1　患者腹部 X 射线片

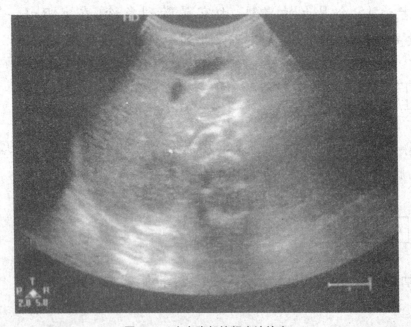

图 21.2　患者腹部的超声波检查

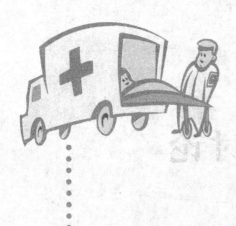

案例讨论

在急诊小儿腹痛的鉴别诊断？

讨 论

儿科腹痛最常由肠胃炎引起,而最常见的需要紧急开刀的腹痛是盲肠炎,儿科肠胃炎大多由病毒感染引起,常见的病毒包括轮状病毒、诺沃克病毒、腺病毒及肠道病毒。比较常见的细菌性肠胃炎感染是由大肠杆菌、耶尔森菌、弯曲杆菌、沙门菌及志贺杆菌引起。盲肠炎常见于儿科腹痛,可能由淋巴组织或粪石引起,盲肠炎腹痛刚开始会是难以定位的脏器疼痛,在 6 ~ 48 h 内转移变成右下腹部的腹膜疼痛。

儿科腹痛常由于便秘造成,不过需要仔细和肠胃炎或盲肠炎鉴别诊断,腹部外伤也会造成腹痛,可能造成脏器破裂、血肿或裂伤。由病史评估儿科腹痛时要注意疼痛是持续性的还是间歇性的、有无转移痛、有无合并恶心、呕吐、泌尿道症状、阴道出血,理学检查要注意有无发烧、压痛、腹部僵硬,触诊应检查有无肝脾肿大、肠音多或少,脸色是否苍白及有无黄疸。

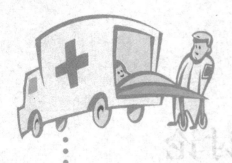

案例讨论

肠套叠的诊断与治疗？

讨 论

　　典型的肠套叠症状包括腹痛、草莓酱便(currant jelly stool)和腹部硬块,同时出现这三个症状的概率小于50%,常发生于6~9个月大的小孩,病童常有突发性的肠绞痛及哭闹,可能合并呕吐,过一阵子又恢复正常不哭不闹,之后又会有一阵腹部疼痛又开始哭闹不安,有可能会看到腹部鼓胀或胆汁色呕吐物,一开始病童粪便颜色正常,在晚期会出现混合黏液及血液的草莓酱便。

　　物理检查可以在上腹部触摸到腹部硬块,影像检查上,从腹部X射线可见软组织肿块。Meniscus征,约50%的肠套叠可以由腹部X射线诊断。腹部超声波检查是诊断肠套叠有用的工具,可以见到doughnut征、target征、pseudokidney征。钡检查可以作为诊断和治疗的工具。

参 考 资 料

[1]SCHAFERMEYER R W. Pediatric abdominal emergencies[M]//JUDITHE. TIN-TINALLT, GABORD. KELEN, J. STEPHAN STAPCZ YNSKI. Emergency

medicine：a comprehensive study guide . 6rd ed. Ohio：MC graw – hill professional. 2003.

关 键 字

●中文　小儿肠套叠、腹痛、腹部超声波、小儿腹部急症。

●英文　pediatric intussusception，abdominal pain，abdominal sonogram，pediatric acute abdomen.

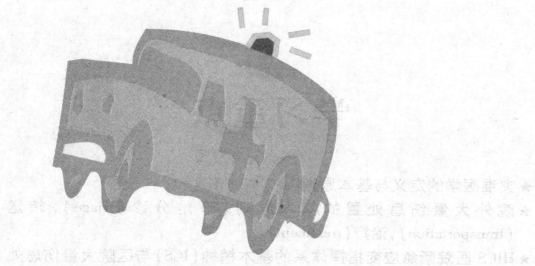

22　灾难与
大量伤患

学习重点

★ 灾难医学的定义与基本原则

★ 院外大量伤患处置的基本原则（3T）：分诊（triage），转送（transportation），治疗（treatment）

★ HICS 医院紧急应变指挥体系的基本精神（ICS）与医院大量伤患处置流程的认识（SOP）

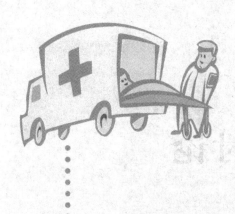

情境案例

2 00×年3月某日下午,某县交流道附近发生三辆游览车车祸事故。游览车上各载有30余名旅行团乘客。由于现场游览车车体损毁严重,并有一辆游览车坠落高架桥,消防局预判现场伤亡人数达15人以上。由于已达大量伤员标准,消防局联络你的上级单位,而你的上级单位要求贵院急诊医师到现场支持。

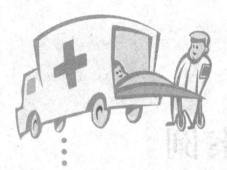

案例讨论

问题 一

如果你是被指派到现场的医师,并负责现场医疗站的工作。你的工作区是在医疗站的检伤区,请问灾难发生时检伤的重点是什么? 和一般日常生活中急诊的筛检原则有何不同? 在灾难检伤进行时,只做哪些基本的工作?

讨 论

首先,什么是灾难? 一般常会觉得灾难是"很悲惨的事"、"很意外的事",或是单纯的天灾人祸如地震、火灾和车祸等。但是"单纯的天灾人祸"就算是灾难吗? 其实也未必尽然。在灾难医学上,一个灾难要能成立,必须有 3 个要件:冲击事件(天灾人祸)→伤员产生→造成当地医疗负担上的问题。此三者具备,称之为灾难较为合理。

而灾难医学,并不是单纯地去治疗因为灾难受害的伤员,而是"管理"加上"医学"。伤员的治疗,是我们在医疗院所每天所做的事情,一旦灾难来临,伤员超过我们所能负荷的范围,我们就不能照平常那一套来治疗伤员,需要有效的管理来提高效率,此为其一。另外,以一个灾难应变周期:"减灾(disaster reduction)"→"预防(prevention)"→"应变(strain)"→"复原(recovery)"而言,一套有效的管理,亦能将灾害的冲击减少到最低,而且能将医疗状况很快地回到平常水平。

灾难时期,常常会面临资源不足的问题,因此灾难时大量伤员检伤的重点在于"以有限的资源救最多数的人"。

　　1. 在日常生活中的检伤,只要有一丝救活的可能性,就会尽可能的投入资源(人力、仪器、医材等),想尽一切方法救治患者,不会一开始在检伤时就放弃患者。

　　2. 而灾难检伤,一般常分成四类:立即、延迟、轻微、死亡,会放弃已死亡或需耗费大量资源才救得活的伤员。和日常生活急诊将患者分成五级是不同的。

　　3. 灾难检伤时,强调快速,每一位伤员检伤不可超过一分钟,不依靠高科技仪器测量结果作为检伤分类依据。

　　4. 大量伤员检伤时,并不会去治疗伤员,只会做几件事(BASIC):bleeding(控制出血),airway(畅通呼吸道),shock(预防休克),immobilization(脊椎固定),classification(分类)。

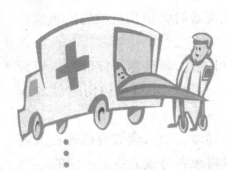

案例讨论

问 题 二

目前从现场先被消防队救出的4名伤员的状况如下。且从无线电得知,尚有多名伤员会陆续送达现场医疗站。然而,医疗站目前可调派的救护车不多,您要如何判定处置及转送的优先级?

伤员一:50岁男性,步行入医疗站,左眉间有1 cm撕裂伤,左手腕变形,不断抱怨疼痛。

伤员二:62岁女性,不确定有无呼吸,意识模糊,头颅骨破裂变形。

伤员三:24岁男性,右大腿肿胀变形而无伤口,意识清楚,桡动脉还摸得到。

伤员四:52岁男性,呼吸急促,口中有血块,左胸廓变形,对痛有反应。

讨 论

灾难医学中有所谓3T原则,第一个T代表"佩带检查"或"伤检分类",亦即将伤员加以标示或检伤分类。第二个T是"转送",由检伤的优先级作为转送的依据,第三个T为"治疗",亦即送达治疗场所进行确定的治疗。因此,检伤分类是最初也最重要的工作之一。

创伤的大量伤员检伤其实并不是只有一种,一般常用START(简单伤检分类和快速处理)法来做检伤参考,其流程图如图22.1所示。

图22.1分类的重点在于"行走、呼吸、脉搏、意识",简写成"WRPM"(行走、

呼吸、肢体、意识状态)。当伤员可以行走,不管其他伤势为何,大致可分类为"轻微",亦即轻伤。当伤员无法行走,就必须从采取 ATLS 的 ABCD 顺序评估。首先打开呼吸道,检查有无呼吸,若再次检查无呼吸,则判定死亡,在资源有限的状况下,只好放弃急救。而打开呼吸道后才有呼吸、呼吸喘、桡动脉摸不到脉搏、意识不清的患者,都属于生命征象不稳定的患者,需要早期医疗介入,因而判断为"立即",即(重伤,控制出血)。未有以上不稳定状况,但仍无法行走者,则判定为"延迟"。

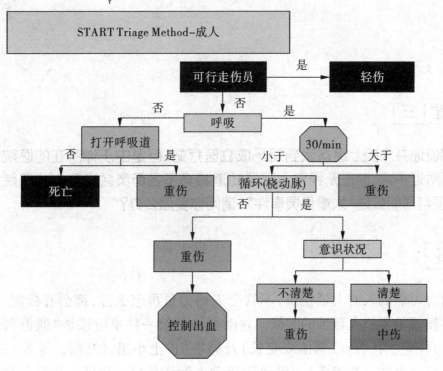

图 22.1　成人 START 流程

因此,伤员一的检伤为轻微(轻伤),伤员二的检伤为死亡(黑色),伤员三的检伤为延迟(中伤),伤员四的检伤为立即(重伤,控制出血),因此优先处置及后送伤员四较为合理。其次为伤员三,再次为伤员一,最后为伤员二。

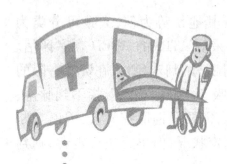

案例讨论

假设你并未受上级指派到现场成立医疗站,但是由于你所在的医院位于灾难现场附近不远,你在无线电上已经知道将有多名伤员会送到你的医院接受治疗,并预判可能会是"大量伤员事件",请问你要怎么办?

讨 论

面对可能涌入的大量伤员,不管个人的力量再怎么强,都会有极限。因此,这个时候就是要找人帮忙的时候。这时要做的第一件事应该是"通报",让你的上级(可能是主任、行政总值或院长)及同事(护士小姐、护理长,等等)知道,会有大量伤员事件。紧接着是"启动",启动大量伤员应变程序。各医院都会有应变流程,平常大家就应该熟知大概的流程,真正发生事情了,记得把流程赶快复习一下。

通常标准作业程序(standard of procedure;SOP)上,规定的是"做什么",但是谁来做呢? 这时就关系到另外一个架构"事件指挥系统(incident command system,ICS)"亦即事件指挥系统。1970 年秋,美国南加州发生森林火灾,燃烧了大约 60 万英亩的土地,烧毁 772 栋建筑物,大火延烧了 13 d,共有 16 人死亡。参与救灾的单位很多,动用的人力、物力资源相当庞大,但依旧造成了显著的人员伤亡与重大的经济损失。此次的火灾事件显示出美国在大规模的灾难应变中欠缺各机构之间整合的机制。在这场火灾之后,建构紧急应变指挥体系的概念开始被研究及发展。最初是用于消防单位作为救灾之用,后来逐渐推广成为各种专业单位包括医院在内灾害应变的基本指挥架构,即医院指挥系统(hospital incident command system,HICS)

这是一个怎么样的架构呢? 基本上,它的架构如图 22.2 所示。

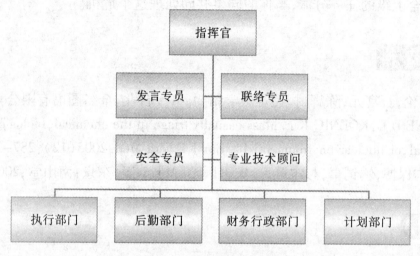

图 22.2　医院指挥系统架构

而各部门之下再设立课和小组等等。基本上,这个架构规定"谁是谁"和"谁管谁"。定义了这个架构,配合 SOP,就知道事情由谁做,怎么做。

或许你会觉得奇怪,为什么要设立这么庞大的指挥体系,尤其是在事件很小或很简单的时候。这个架构有许多优点,例如单一命令列、有效率的管理范围及通讯、单元指挥、幕僚与前线人员的均衡,以及模块化,等等。模块化便是可以因应各种不同的状况进行组合。另外,这个架构也有"局部启动"和"全面启动"之分,事情没那么大,不用每一个职位都启动,但是事情还是会有人做。因为职位是否启动分派,职权在指挥官,若指挥官不启动某职位,那某职位的功能,就需要由指挥官兼任(例如指挥官未设立发言专员,则发言的工作由指挥官兼任。若计划组未启动,则指挥官需自己计划事件的应变方案)。

四个部门之上,有专为指挥官成立的核心幕僚群,主要针对指挥官发言、联络、专业知识和整体任务执行安全顾虑而设,并不管理任何人,只对指挥官负责。

另外,为什么要分成"执行"、"后勤"、"财务行政"和"计划"四个部门进行任务呢? 其实简单地说,任何任务都有四个方面,例如救护车出勤,需要有人开救护车(执行)、有人负责油料补充(后勤)、有人规划路线(企划)及有人负责司机的薪水和差勤管理(财务行政),同样的道理。

因此,在这个大量伤员事件中,你在通报完上级之后,就要采取应变程序所规定的动作。刚开始你有可能是指挥官,只能指挥几个人应变,压力或许会很大,但之后你的同事们和上级按程序陆续赶到,你可以将指挥权转移回你的上级手上,配合上级的任务分派,与你的同事共同处理这个危机。

参考资料

[1]王宗伦,石富元,陈辉财.灾难医学精要[M].台北:金名图书有限公司,2005.

[2]CONE D C,KOENIG K L.Mass casualty triage in the chemical,biological,radio-logical,or nuclear environment[J].Eur J Emerg Med,2005(12):287-302.

[3]山本保博,鹈饲卓,杉本胜彦.灾害医学[M].1版.东京:南山堂,2002.

关键字

●中文 大批伤患、紧急应变、检伤分类、事件指挥系统、灾难医学。

●英文 mass casualties,emergency response,triage,incident command systems,disaster medicine.

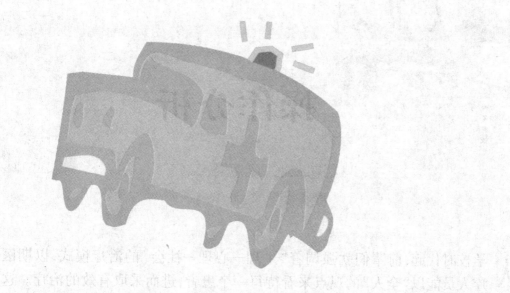

23　医学社会学

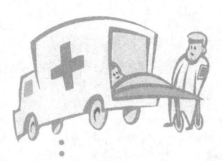

操作分析

从学校时代起,前辈们就强调着"生理—心理—社会"的治疗模式,以期医疗人员能以"全人"的观点来看待每一个患者,进而采取有效的治疗。这样的观点并非近代医师所创立的,早在医学之父希波克拉提斯(Hippocrates)的时代,及其所属的科斯(Cos)学派即提倡这样的论点。而在近代的医学发展过程中,由穆尔加尼(Morgagni)以降,开启了医疗公约论的时代,所有的研究人员无不殚精竭虑的从微观的世界中找寻疾病的答案,这也开创了20世纪的医疗盛世。在这样的辉煌成果之中,社会因素似乎不再那么重要。

20世纪末,许多事件的发生,把沉迷于克尼德斯(Cnidus)学派的医疗人员唤醒,让沉浸在与疾病一役的胜利中的医者,重新正视社会变迁与疾病间的密切互动。除了SARS、禽流感与新兴传染病等,这些本身与社会结构即密不可分的公共卫生议题外,社会健康保险的实施、医院评鉴制度及医疗法律的演进等,这些属于医疗行政管制的手段,更是对医疗行为产生了重大且直接的影响。撇开医院评鉴这看似仅以医院为对象的管理方式不谈,其余两项对医疗行为的影响,可说是远大于任何教科书与耆宿的谆谆教诲,因此以下单就保健与法律的规范对医疗行为的影响及因应之道来讨论。

1. 医疗契约

医患之间的权利义务关系,从法律上的用语来说,是建立在所谓的"医疗契约"关系之中。医疗契约除了部分特殊的医疗行为外(整形美容等非以治疗为目的的医疗行为,有学者主张应属"承揽契约"的范围),目前普遍被认为属于"委任契约"的一种。所谓"委任契约",即是由委托人(在此即为患者),委托受任人(在此即为医师或医院),完成一定事务(在此即为"以患者能接受的方式"进行诊察及治疗)的契约。

契约的内容部分,在过去医疗父权(paternalism)的时代中,所有的医疗行为由医师决定,患者少有置喙的余地,而医师在拟订医疗决策时,虽然是以治疗疾病为考虑,但往往忽略了患者的家庭及其他社会因素,也因此契约内容几乎全面由医疗提供方主导。随着社会的演进,医患关系逐渐演变为商议模式(deliberative model),契约的内容是由双方协议而成,因而开始重视医师的说明义务,并尊重患者的医疗自主决定权。此外,医疗契约中的各项义务也越来越受重视,这些义务的内容可由契约法上的主给付义务、从给付义务及附随义务来分项说明(以下分类参照台湾大学法律系陈聪富教授的分类)。

(1)主给付义务　此为契约的主要标的,就医师来说就是进行诊疗的义务,这是所有医师都知道且每日践行的;另一部分时常被忽略的,则是"提供合格医护人员及必要设备"的义务。从字面上看来理所当然,其实内含许多重要的内容,包括执行特定业务应由具资格人员为之;对于可预期的不良反应,应备有必要的急救处理设备及能力(台湾高雄地方法院民事判决1993年年度诉字第1907号)。

(2)从给付义务　所谓从给付义务是为了使主给付的实现获得更完整的保障,若履行不完全则同样为契约的不完全给付,等于契约并未完整履行。其内容包括说明义务、制作病历与保存病历的义务、转诊并提供病历报告的义务。

在医疗过程中,为了让患者了解自身的情形以及能自主的选择治疗的方法,因而存在说明义务,理论上任何的信息及可能性都应完整告知患者,然而因为医疗的不确定性及其特殊性,要求完整的告知在实行上几乎不可能做到,也可能因此而产生信息过荷(information overload)的情形,反而使得患者无所适从。适当的告知范围应该如何,仍有待研究。

病历的制作、保存及转诊,常有人误认为医疗法及医师法等公法上的要求,因而认为只要单纯的符合医疗法及医师法上的规范即可。事实上,这些义务来自于民事契约,为了要完美达成诊察及治疗的目的,以上这些都是不可或缺的,因此对于病历及转诊的要求,不仅仅是单纯做到,应该要尽其所能的做到好,而这也是民法与公法上的不同。

(3)附随义务　相对于主给付义务,附随义务所彰显的是患者方原有权利的保护,而非确保契约履行。其内容包括告知义务、保密义务、保护义务及其他后契约义务。

此处的告知义务不同于先前的说明义务,并非为履行诊疗义务而必须向患者说明,而是可能影响患者本身利益的信息。如进入临床研究,或是搜集个人信息以进行教学、研究,甚至是医师本人对于进行此项治疗有任何的利益冲突(conflict of interest),都为应告知患者的事项。

保密义务除了在医师法、医疗法上有规范外,也建立在保障患者自身隐私权的范畴之下,而且不仅仅在契约过程中应被践行,契约完成后义务也不因而解除。此外医院应保护患者的基本安全,如提供安全的环境等自是不在话下。后契约义务包括提供诊断书、病历复制、甚至病历保存等,这些都属于附随义务的范围。

2. 全民健康保险

自 1994 年起实施的全民健康保险,给付模式从初期的论病例计酬(case payment),演进至总额预算(global budget),及目前正在推动的诊断关联群(diagnosis related group),其目的都是为了搏节开支。然而各种限制医疗支出的制度,不论是抽审核删,或是总额给付都会限制医师在医疗决策上的裁量权。医师在为患者拟订治疗计划的时候,即可能直接承受来自于保健规范、医院或是同侪的压力而影响决策。此外,保健的许多规范也变相地成为医师进行医疗业务时的依据,而保健不给付的治疗方式在经济不好的患者上,往往有意或无意地被忽略,致使患者在医疗上选择的机会受到影响。

保健制度对医疗的影响可由患者端、医师端、医院端及保健局这 4 个方向加以观察。

(1)患者端 从患者的角度来说,绝大部分的医疗方式为保健所给付,虽有部分负担的相关规定,但是负担的比例远低于保健负担的比例(目前规定为 10%),并为了避免患者因单一医疗事件负担过重,部分负担设有上限。而在急诊部分除了看诊定额的部分负担外,其他医疗费用多由保健支出,甚至对于持有重大伤病卡的患者,还有免部分负担的优惠,更造成部分患者宁可暂留急诊接受治疗而不愿住院的情形。

除此之外,因各层级医院的部分负担差距过小(依保健局规定,各级医院急诊部分负担分别为,医学中心 450 元,区域医院 300 元,地区医院 150 元,基层院所 150 元),加上民众普遍迷信大医院,使得患者多往大医院集中,造成转诊医疗难以落实,形成大医院患者爆满,小医院门可罗雀的情形。最后不但造成大医院的医疗质量下降,患者本身也抱怨连连。

(2)医师端 就医师来说,医师常要在符合患者最大利益及保健给付规定间做出选择。就医病间成立的契约来说，医师应"尽其所能，为患者寻求最好的治疗方式"，自然也包括保健给付标准以外的治疗方式。而保健的给付标准通常不是医疗上最好的治疗方式，有些民众误认为保健给付所有的医疗费用；或是认为保健有给付的内容即为患者应得的治疗（在急诊最为常见为头部外伤后，头部计算机断层 CT 的检查。），使得医师必需花上相当多的时间成本说明保健给付的标准，甚至招至许多不必要的纠纷，而医师须面对的则是浮滥检查的保健核删及检查的不良反应。

随着医院对医师薪水政策的不同，也使得医师在执行检查的态度有所不同。如保健核扣与医师薪水无关，且医师薪水与检查开立有关，则有医师为患者多做检查的问题（这种情况在公家医院较为常见）；若保健核扣将直接影响医师薪水，会稍有抑制的效果，但也可能造成检查不足的现象。然而不论何种形式，对于谨慎开立检查的医师皆有排挤效应，使得这些医师面临收入少但诉讼风险高的局面，而造成劣币驱逐良币的效果。

此外，事后评定看诊医师的检查标准及过失标准往往有失公允，毕竟诊疗过程中有许多现实因素会影响医疗判断，而未必能翔实记载于病历之上。其中当然有许多部分是医师恐惧医疗纠纷之保护性医疗行为，这对患者、对保健皆为不利之影响。解决之道，仍应试图建立临床医疗准则，以限缩医疗责任的范畴，并有限度尊重医师在医疗上的决策，以免医疗浪费及不足的发生。

（3）医院端　不论是公营医院或是私人医院皆为营利机构，差别只在于营利的比率，不论保健的如何规范，采取各种必要措施以维持机构的存续乃是常态。然而在目前医院林立，且医院规模日趋巨大化的情形下，医师难以独自管理医院，而必需透过管理系统的建立，采取有效率的医疗管理，来减低机构开销并增加获利。

为了追求机构的最大获利，不断压缩成本并采取一定的品管措施乃是商业管理的基本概念，这使得身为雇员的医疗人员，工作量不断地增加，薪给不断地减少；鼓励保健下有利润的医疗行为，限制容易产生亏损的行为。并因为总额给付的限制，使得许多医院订定医师额度的上限，甚至在每一季的季末，总额消耗完时，强迫医师休诊，或是限制患者住院，使得该时段暂留于急诊无法住院的患者人数大幅上升。

（4）保健局　从保健局的角度来说，维持保费的收支平衡，并为缴交保健费的民众谋求最大的利益，是保健局的工作与责任。然而保健费率的修正总是囿于政治的现实而难以达成，保健局又不断地增加对各种高价医疗行为的给付，使得保健给付点值不断下降。再加上核删没有一定的标准,常使得第一线医师被删得莫名其妙,进而在面对患者时,避免使用高价药物,间接使患者的医疗权益受损。

更甚者,保健局并未落实保健规范中的相关条款,如门诊次数过多的自付额(《全民健康保险》法34条"本法实施后连续两年如全国平均每人每年门诊次数超过12次,即应实行自负额制度")、公告不给付药品(《全民健康保险法》39条第12项,目前仅公告不给付胃药)、代位求偿(《全民健康保险法》82条)等,使得保健财务更形雪上加霜。此外,为落实大病至大医院,小病至小医院的政策所设立的部分负担比例差距,也因为差距过小而形同虚设。

3. 私人健康保险

私人健康保险也间接的造成医疗产业的问题。保险制度的功能在于将生活中危险所产生的损失由参与保险的大众分担,而人身保险也是如此,其中又以健康险与医疗息息相关。健康保险的给付方式有采取定额给付或实支实付两种。其中定额给付,常以所谓"日额"方式给付,即赔付的金额与住院的天数有关系,意在填补因疾病所导致的"抽象性损害";实支实付则以实际支出为给付范围,但是多有一定的上限,目标在填补因医疗费用支出所造成的财产上损失。其中前者常常会造成患者要求增加住院天数,而造成不必要的住院天数增加,就算在急诊也会有患者要求暂留要超过6 h(许多的私人保险以急诊留观超过6 h,作为认定是否有急诊住院的依据之一)。而后者因许多保险机构鲜少对于医疗给付的认可进行审核,除了少数保健不给付但有医疗需求的自费项目外,这种没有进一步对于自费医疗的项目审核而径行给付的方式,给了患者多做不必要检验及治疗的诱因,这反而使得以私人保险来弥补保健不足的想法,大打折扣。

台湾因为存在全民保健,使得私人健康保险少了雪中送炭的功能,反而是锦上添花居多。而在大法官解释否定了过去对于复保险的观点(《大法官释字》第576号解释认为,生命及健康无法评价,故并不应有保额的上限,被保险人得采复保险的方式,为自己投保合理的保险。)之后,使得因健康保险产生的道德风险问题更加严重。

保险的功能乃建立在填补损害上,然而人身健康保险因"生命、身体完整性既无法以金钱估计价值",因此在释字576号中认可人身保险的复保险。然而,因为此一解释,使得某些投机者,透过复保险的方式,重复投保医疗险,并尽量延长住院日数,或是制造特定伤害,以重复请领保险的方式来赚取保险金。就算不是恶意诈财,住院天数越多,给付就越高的给付方式,也使得患者出院动机减低。

患者前来医院就诊,在大多数的情形下,透过一般医疗常规即可解决,然而在某些特殊情况下,常常要进一步考虑到其他规范及社事实所带来的影响,以及法律、道德对医疗行为的评价,才能做出最合宜的处置。不同于过去的医疗父权时代,现今的医疗有许多社会保险及社会福利的概念存在,已不同于单纯的医疗契约行为,医师也不能埋首于研究藏身于白色巨塔中,而忽视社会对医病关系的影响。唯有进一步了解、参与、改变相关的规范及社会观感,才有助于医师找回医病关系的平衡点,改变医师在社会上的价值与定位。

参考资料

[1]许尔文·努兰(SHERWIN B. NULAND).西方名医列传·蛇杖的传人[M].
　　杨逸鸿,张益豪,许森彦,译.上海:上海人民出版社,1991.
[2]江朝国.保险法论[M].台北:台湾瑞兴图书有限公司,1990.

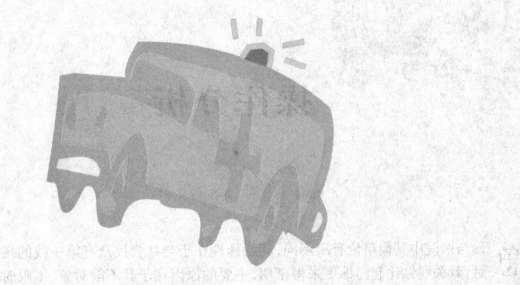

24 性侵害、儿童少年
虐待事件的处理

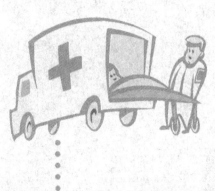

操作分析

急诊与医院中其他单位有所不同,其特殊性在于与社会民众有第一线的接触,其关联性比起门诊更来得密切,主要的原因在于其不限对象、不限时间、不限患者的种类,只要有需要,皆可以到急诊就诊。也因为如此,急诊也常需要处理社会突发事件与医疗相关的部分,其中不乏与社会安全相关的议题。除了某些有地源关系的急诊室(邻近看守所、监狱),需处理羁押中的嫌疑犯或囚犯外,在各处急诊都有可能碰上的就属性侵害、儿童少年虐待(以下简称性侵、儿虐)等事件了。

性侵、儿虐是社会中较不为人知的黑暗面,受害的对象都是弱势,常常无法保护自己,因此国家定有法律来保护这些弱势者,其中,又以性侵以及儿虐的受害者,常因年幼或羞于启齿,无法主动寻求协助,而需要透过法律以及社会公器提供适当的保护,此时急诊室就成了重要的关卡。如何顺利的发觉可能的受害者,给予适当的处置,并避免进一步的伤害,是为最高指导原则。以下就性侵害事件及儿童虐待事件的处置进一步说明。

一、性侵害事件

1. 性侵害事件的处置

广义的性暴力(sexual violence)依联合国国际卫生组织(world health organization;WHO)的定义,包含所有以性为出发点的侵害行为,也包含透过言语、行为的方式对未得同意的他人造成精神上或身体上的伤害。这样的定义可分为属于精神层面的性骚扰,以及实际对身体伤害的性侵害。自然,只有对身体有伤害的性侵害才会出现在急诊。

当面对性侵患者时,急诊室的医护人员就需依照各医院所制定的性侵害处理流程加以处置,内容通常包括判断是否为性侵害,并启动性侵害流程,照会相关科别(妇产科、泌尿科、社工人员),通知司法人员(警察),判断是否进入性侵采证流程,填写同意书并采证,如图24.1所示。

由于性侵害采证必须经过训练,并熟悉性器官的外观变化,因此多由专科医师(妇产科、泌尿科)接受训练后担任。

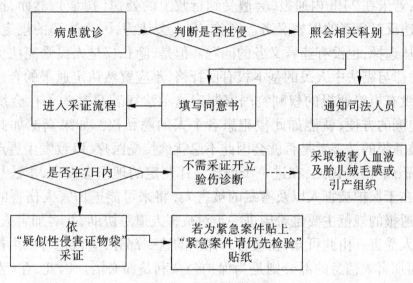

图24.1 性侵害处理流程

在处理性侵害患者时,除了验伤采证,更要注意性传染疾病的预防,如梅毒、淋病、披衣菌、B型肝炎、C型肝炎以及艾滋病的感染。因此,除了抽血检查以外,可以给予B型肝炎疫苗以及头孢曲松125 mg肌肉注射或是甲硝唑2 g口服;或阿奇霉素1 g口服;或多西环素100 mg一天2次使用一星期,而艾滋病的预防用药则是视需要给予。同时,在有可能怀孕的对象,要注意避孕的问题,可考虑给予左炔诺孕酮1.5 mg口服,可达89%的避孕效果;或是放置铜制的子宫内避孕器,约可达99%的避孕效果。此外,对于被害者可能发生的心理上创伤,也必须安排被害者接受精神科医师的评估及协助。

除了上述的医疗相关事项外,最常出现争议的反而是非医疗相关的问题,即是否采证以及通报的问题。根据国内的统计,性侵害的通报案件数逐年增加,从2005年的5 739件到2009年的9 543件,成长了将近1倍,其中约85%以上是女性。依美国的统计,加害人有50%以上为被害人所熟识,且有1/3的被害人不愿意被通报。不愿被通报的原因包括:①不希望加害人被关;②警察会漠视甚至责怪被害人;③与加害人熟识;④被害时自己亦有不法行为;⑤不愿上法庭或审判。而在统计上有意义且会影响通报与否的重要因素主要是本身为雇员(并非指与加害者为同一公司)以及本身有使用酒精或其他药物。

2. 性侵害通报的问题

在通报的问题上,依《性侵害犯罪防治法》第8条的规定,医疗人员负有法定通报义务,若未在24 h内通报,会遭受到行政上的处罚(罚金),然而,这却使得医师直接违反对患者的保密义务。或许,有人会认为,因为法律的规定,所以医疗人员无从选择,也没有违背义务的问题。但是,隐私权是人民受宪法保障的权利,这项法律与宪法中人民的基本权有所扞格,不应贸然认定通报的合理性。受害者难道没有拒绝通报的权利?国家制定这项法律若只是为了社会统计的方便,刑事追溯的方便,就能如此侵犯患者个人的隐私权?如果真的如此彻底执行,不愿被通报的被害者是否就会因此不愿就诊接受医疗,以致发生更严重的后果(怀孕、罹病等)?因此,在进一步剖析法律制定的理由会发现,本法规制定的目的仍是在于保护被害人以及潜藏的被害人(将来可能遭加害人伤害的对象),所以法定通报的规范主要是希望进一步对被害人追踪协助,并对加害人追诉,以防止其他人受害。由此可知,在被害人保护的这一部分,应该是可以由被害人自行决定;而加害人信息的部分则是为保护公众利益而必需。因此,在《性侵害事件医疗作业处理准则》第5条中,也规定若被害人反对可以只通报加害人及犯罪事实的信息。

3. 强制采检的问题

此外,在性侵的受害者之中,有不少仍未成年,有时甚至是由父母强迫被害人前来医院进行采证、通报。医护人员是否应听从家长的要求,而为未成年的被害者采检?许多人总以为未成年人不具有决定能力,因此应听从法定代理人的指示,这是对于法律规范上关于"行为能力"以及"意思能力"的误解。其中"行为能力"是指能独立为有效法律行为之能力,前提必须具有意思能力,民法上除特殊规定外以年满20岁具有完全行为能力。而"意思能力"系对于自己行为或其效果,能正常判断、识别及预期之精神能力,亦称"识别能力",虽未有法令明文规定,但实务多以7岁为界限。因此,对于有"意思能力"的未成年人,应尊重本人对于身体的决定权,而非法定代理人的要求。在《性侵害犯罪防治法》第11条中,也对未成年人的意思能力定有拟制的界限,对于12岁以下的被害人,由其监护人或法定代理人同意;而 12 岁以上则需经被害人同意。特别需要注意的是,因为《性侵害犯罪防治法》将刑法妨碍性自主罪章的所有罪行皆纳入,因此当发现 16 岁以下的少年若有性行为,也是必须通报的对象,最常见的即是未满 16 岁初尝禁果的少女在急诊被发现怀孕,其实也是符合通报的条件。

由于以上的种种问题,性侵害在急诊最大的问题不是诊断及采检,反而是如何取得被害人的同意以及正确进行性侵害的通报。

二、儿童少年虐待事件

儿虐与性侵事件最大的不同在于性侵害大多是被告前来医院,主诉自己遭到性侵;而儿虐事件的被害人往往不是以遭受虐待为主诉,而是以其他问题为表现前来急诊。因此,要正确诊断儿童虐待有赖于急诊医师的高度警觉以及仔细的问诊。

台湾儿虐的事件,依内政部儿童局通报案件的统计,2000 年儿虐通报人数为 6 059 名,2004 年已增加到 7 837 名,至 2010 年前半年即高达 9 043 名,而以上这些还是正式通报的数据,真正发生的案件数只怕远大于此。与性侵案件相同的是,医疗人员被赋予了法定的通报义务,对于怀疑遭虐待的儿童及少年,应于 24 小时内通报(《儿童及少年福利法》34 条规定)。本法条的设立在于保护弱势、无法为自己主张权利的儿童,再加上施虐者大部分是少儿的主要照顾者,因此通报与否应以儿童的利益为最大考虑,而非参照家长或监护人的意见。

儿虐通报的困难度不在于是否通报,而在于如何察觉潜在的受虐者。根据过去的统计,受虐致死的儿童中约 70% 过去曾有受虐的迹象,医疗人员若能及早发现及通报,或许能保护少儿免于再度受虐。而正确的诊断儿童虐待需进一步了解被害者的特征以及详细的病史询问及物理检查。(以下引用自参考书籍)

1. 危险因素
参见表 24.1。

表 24.1 危险因素

危险因素	
父母或照顾者因素	1. 亲子关系不佳
	2. 缺乏亲职知识
	3. 婚姻关系紊乱
	4. 失业
	5. 贫困
	6. 年幼时曾遭虐待
儿童因素	1. 早产儿
	2. 生活上极度依赖照顾者
	3. 身心障碍等
家庭因素	1. 家庭成员有精神病史
	2. 物质滥用
社会文化因素	有"不打不成器的"或是孩子与父母相克等想法

2. 病史询问

(1)过去史 是否有其他重大疾病、询问预防注射记录及生长曲线。

(2)问诊及会谈

1)尽可能单独与少儿本人会谈,了解受伤的原因,避免父母的影响。

2)逐一与父母会谈,注意是否有说明不一致的地方。

3)以中立的立场来问诊,而非预设立场并以指控方式询问。

4)对于"完全不知道"事件经过的回答及交代不明的病史,要以和缓并坚定的语气寻求答案。

5)请护理人员观察父母与少儿互动的情形,并以不同的角度观察询问。

6)告知父母婴儿摇晃的危险、幼儿哭闹的安抚方法以及避免体罚的方式。

(3)病史特征

1)少儿的重大创伤或受伤机转在病史上没有交代。

2)用轻微事故来解释严重或不寻常的受伤。

3)病史描述到少儿心智发程度仍无法达到的行为。

4)病史交代不一致,与临床病征无法配合。

5)将严重受伤归咎于儿童本人或玩伴。

6)不合情理的延迟就医。

7)事故现场无目击者可证明受伤由意外导致。

3. 物理检查

（1）一般检查

1）记录身高、体重、头围、身体质量指数（BMI），并与儿童生长曲线比对。

2）评估儿童发展历程能力（developing milestone），尤其是语言部分。

3）脱下衣服对全身各器官进行检查。若有局部疼痛考虑影像学检查。

4）完整翔实的病历记载。

5）特别注意第二性征的发育及性器官的情形。

（2）各部位理学检查

1）皮肤

●注意儿童的行动能力与其受伤部位是否相符。

●有皮下脂肪保护之处，如脸颊、腹部、腰侧、臀部、大腿。

●是否存在新旧杂陈的瘀伤。

●有器物形状的伤痕。

●烧烫伤有明显的界线（一般会有渐进式的过渡区），在会阴部形成斑马纹、甜甜圈的洞；在四肢形成长袜、手套状的分布。

●有类似香烟直径，大小一致的圆形深度烧伤；或特殊形状的烙印烫伤。

●身上出现疑似人咬伤的痕迹（例如：上犬齿齿痕的间距超过3 cm）。

2）脸部

●猫熊眼、眼皮肿、结膜下出血、水晶体脱离、创伤性白内障，可能是打到眼睛所致。

●耳朵软骨的淤挫伤，或耳鼻喉部的撕裂伤。

●上唇系带撕裂伤可能是强迫喂食所致。

●牙齿变色，可能是旧创伤造成的牙髓坏死。

●头发长短参差不齐及局部秃头，可能是施虐者拔头发所致。

3）头部

●烦躁不安、嗜睡、呕吐、精神状态改变或呼吸暂停，表示可能颅内受伤。

●脸上或是头皮同时有瘀挫伤，须进一步检查是否有下巴、颜面骨骨折。

●熊猫眼（panda eye）、耳后瘀血（e'after the ear blood clot）、脑脊髓液鼻漏或耳漏（CSF rhinorrhea or autorrhea），表示可能有颅底或颜面骨骨折。

●视网膜出血是虐待性头部创伤的特征。

●小心可能的颈椎受伤。

251

4)腹部

初期可能只有腹痛、呕吐、烦躁,后期可能演变至腹膜炎或内出血至休克。

5)骨骼

●同时多处骨折。

●不同愈合期的多处骨折。

●螺旋或斜向骨折。

●1岁前不会走路的婴儿骨折。

●骨干端骨折、后侧肋骨骨折、肩胛骨骨折、复杂性颅骨骨折、胸骨骨折。

4. 其他应提高怀疑者

(1)超过3次以上急诊外伤就医纪录。

(2)病史不一致。

(3)病史与物理检查不符。

(4)延迟就医。

(5)1岁以下任何骨折以及头部外伤。

儿虐事件需要医护人员的高度警觉才能及早发现,否则,如台北邱小妹、彰化黄小妹及高雄张小妹等儿虐致死个案接连发生,才引起全国的关注,为时已晚。虽然通报儿虐可能对儿少的父母带来不便,也可能使得医护人员受到不必要的骚扰与质疑,然而站在儿少保护的立场,仍应提高警觉,降低通报的门槛,以期能帮助更多国家未来的主人公。

参考资料

[1]UNAIDS. World report on violence and health[R/OL]. Geneva:Wold health organization. 2002[2010 - 10 - 01]. http://www. who. int/violence _ injury _ prevention/violence/world_report/chapters/en/index. html.

[2] JONES J S,ALEXANDER C,WYNN B N,et al. Why women don't report sexual assault to the police:the influence of psychosocial variables and traumatic injury [J]. The Journal of emergency medicine,2009,36(4):417-424.

[3] JOHN MARX, ROBERT HOCKBERGER, RON WALLS. Rose's emergency medicine:concepts and clinical practice[M]. 6rd ed. USA:Mosby,2006.

[4] MARIANNE GAUSCHE-HILL,SUSAN FUCHS,LOREN YAMAMOTO. APLS:The pediatric emergency medicine resource[M]. 4rd ed. USA:Jones&Bartlelt Publishers INC,2007.